Sylvia Börgens

Das Kind ist da, das Glück lässt auf sich warten

Sylvia Börgens

Das Kind ist da, das Glück lässt auf sich warten

BALANCE ratgeber

Sylvia Börgens:
Das Kind ist da, das Glück lässt auf sich warten
1. Auflage 2010
ISBN-Print: 978-3-86739-051-4
ISBN-PDF: 978-3-86739-737-7
ISBN-ePub: 978-3-86739-837-4

Die Deutsche Nationalbibliothek verzeichnet diese Publikation in der Deutschen Nationalbibliografie; detaillierte bibliografische Daten sind im Internet über http://dnb.d-nb.de abrufbar.

Wenn Sie Erfahrungsberichte und fundierte Ratgeber zur Gesundheit suchen, besuchen Sie unsere Homepage: www.balance-verlag.de

Lektorat: Bettina Citron, Bonn
Umschlagkonzeption: p.o.l: kommunikation design, Köln,
unter Verwendung eines Bildes von photocase.com
Typografiekonzept: Iga Bielejec, Nierstein
Satz: BALANCE buch + medien verlag, Bonn
Gesetzt aus der Sabon in den HKS-Farbtönen 40 und 90
Druck und Bindung: Kösel, Krugzell (www.KoeselBuch.de)
Zum Schutz von Umwelt und Ressourcen wurde für dieses Buch FSC-zertifiziertes Papier verwendet:

FSC
Mix
Produktgruppe aus vorbildlich bewirtschafteten Wäldern und anderen kontrollierten Herkünften
www.fsc.org Zert.-Nr. GFA-COC-001298
© 1996 Forest Stewardship Council

Liebe Leserin, lieber Leser! Eine kurze Gebrauchsanweisung

Sie halten dieses Buch in der Hand, weil bei Ihnen selbst (oder bei einer frischgebackenen Mutter, die Ihnen nahesteht) ein Problem aufgetreten ist: Nach der Geburt eines Babys stellt sich nicht das erwartete Glück ein. Stattdessen sind Sie überfordert, erschöpft, mutlos oder richtiggehend depressiv.

Die Grundannahme dieses Buches ist, dass die Geburt eines Kindes, vor allem des ersten, eine Krise darstellt. Das Wort »Krise« ist dabei nicht negativ zu verstehen: Es bedeutet »eine schwerwiegende Veränderung der Lebensumstände, an die wir uns nach und nach anpassen müssen«. Wir Menschen haben aber ein großes Potenzial, solche Lebensveränderungen zu bewältigen.

Dieses Buch will Ihnen in kompakter Form Information und Ermutigung vermitteln. Weil für das Lesen ausführlicher Literatur wahrscheinlich die Zeit und die Energie fehlen, ist es sehr knapp gehalten. Merksätze und Kapitelzusammenfassungen sollen Ihnen einen raschen Überblick vermitteln. Versuchen Sie sich erst einmal durch Überfliegen zu orientieren und lesen Sie dann genauer nach, was Sie im Augenblick am meisten interessiert. Wenn Sie als Angehörige(r), Partner(in) oder Freund(in) das Buch lesen, fangen Sie vielleicht mit dem Kapitel »Wie können wir unserem ›Sorgenkind‹ beistehen?« an.

Um die Lesbarkeit zu erhöhen, habe ich an vielen Stellen, z. B. bei Berufsbezeichnungen, nur ein Geschlecht erwähnt. Das andere ist selbstverständlich ebenso gemeint.

Sylvia Börgens

Ein Traum: Selig schlummernd liegt ein Baby in seinem Stubenwagen. Ab und an fliegt der Hauch eines Lächelns über sein Gesicht. Die Mutter kommt alle paar Minuten ins Zimmer, schaut fasziniert auf dieses kleine Wesen und kann kaum glauben, dass sie es vor Kurzem noch in ihrem Bauch getragen hat. Allmählich wird das Kind unruhig, bewegt sich stärker, ballt die Fäuste, fängt an zu quengeln und schließlich laut und kräftig zu schreien. Ruhig nimmt die Mutter es auf den Arm und setzt sich zum Stillen nieder. In großen Zügen trinkt das Baby, seine Anspannung weicht, die Fäustchen öffnen sich wieder. Fast schlafend hängt es schließlich an der Brust, die die Mutter vorsichtig aus dem Mund lösen muss. Das »Bäuerchen« folgt problemlos, das Wickeln ist reine Routine. Sanft legt die Mutter ihr Baby im Bettchen ab, wo es sofort wieder einschläft. Der stolze Papa ist mittlerweile dazugekommen, und gemeinsam genießen die Eltern das Glück, jetzt eine »richtige Familie« zu sein.

Ist das nur ein Traum, eine Szene aus Soaps oder der Werbung?

In einem anderen Kinderzimmer wirft sich das Baby heftig schreiend in seinem Bett hin und her, sein Gesicht ist krebsrot, die Arme und Beine sind verkrampft angezogen. Wieder einmal eilt die Mutter entnervt dazu, nimmt es auf den Arm, versucht es durch Wiegen und Schaukeln zu beruhigen – vergeblich. Schließlich gibt sie ihm die Brust, was es zunächst verstummen lässt. Aber nach wenigen Augenblicken stößt es mit der Zunge die Brustwarze wieder aus dem Mund und fängt von Neuem zu schreien an. Es hat gar keinen Hunger, es leidet vielleicht an Blähungen oder an Schmerzen, weil die Kleidung an einer wunden Stelle scheuert oder die Zähne in den Kiefer einschießen. Vielleicht ist es auch einfach überfordert damit, sich auf das Leben »draußen«, außerhalb der Geborgenheit des Mutterleibes, einzustellen. Aber darüber kann die Mutter im Augenblick nicht nachdenken. Zu verzweifelt ist sie durch das Geschrei, zu frustriert über das Zusammensein mit diesem Kind, das sie sich ganz anders ausgemalt hat. Tränen der Enttäuschung und – ja, auch – der Wut schießen ihr in die Augen. Als der Dritte im Bunde hinzukommt, müde von der Arbeit, drückt sie ihm das Kind in den Arm: »Nimm du ihn mal, ich muss endlich unter die Dusche«. Er sieht ratlos aus: »Was machen wir bloß falsch ...?«

Wenn Sie sich in dem ersten Schnappschuss wiedererkennen, gratuliere ich Ihnen herzlich. Ja, es gibt solche problemlosen Beziehungen zwischen Eltern und ihrem Kind. Wenn Ihnen die zweite Szene einen Stich versetzt hat, weil es sich manchmal oder oft für Sie genau so anfühlt, hoffe ich, dass Ihnen dieses Buch helfen kann. Sie werden erkennen, dass Anpassungsprobleme bei einer solch entscheidenden Veränderung in Ihrem Leben völlig normal sind.

MERKE Anpassungsprobleme nach der Geburt sind völlig normal.

Kleine Schildkröten schlüpfen aus dem Ei – ihre Mutter ist längst über alle Berge. Instinktiv wissen sie alles, was sie fürs Überleben brauchen, bewegen sich fort, suchen Unterschlupf und Nahrung. Entenküken schütteln die Eierschalen ab und schwimmen sofort ihrer Mutter hinterher. Unsere Menschenkinder kommen eben völlig hilflos auf die Welt und sind für eine sehr lange Zeit auf Gedeih und Verderb auf die Liebe und

Fürsorge ihrer Eltern oder anderer zuverlässiger Betreuungspersonen angewiesen.

Noch so eine Idealvorstellung, die beileibe nicht immer zutrifft: Das Kind ist da, und die Mutter – und der Vater – werden sofort von Glück und elterlicher Fürsorge durchflutet. Es gibt viele Gründe, warum das nicht so ist: Erschöpfung durch eine schwierige, sehr schmerzhafte oder anstrengende Geburt, Hektik und Stress im geburtshilflichen Umfeld, gesundheitliche Probleme, die dazu führen, dass Mutter und Kind nach der Geburt erst einmal getrennt werden, vielleicht auch die Tatsache, dass viele Babys unmittelbar nach der Geburt ziemlich zerknautscht und nicht so richtig »süß« aussehen. Der viel beschworene »schönste Moment im Leben einer Frau«, wenn ihr das Neugeborene auf die Brust gelegt wird, kann auch schon mal auf sich warten lassen!

Alles ist anders und anders als erwartet

Hinzu kommt, dass wir Menschen in solchen Übergangszeiten sehr aufs Lernen angewiesen sind. Das heißt, die Sicherheit im Umgang mit einem Säugling stellt sich erst nach und nach ein: durch Ausprobieren, durch das Beispiel erfahrener Eltern, auch durch das Lesen entsprechender Ratgeberliteratur. Heutzutage und hierzulande kann es nun durchaus passieren, dass ein Paar Eltern wird und noch nie in seinem unmittelbaren Umfeld kleine Kinder miterlebt hat. Auch ältere Verwandte, die man um Rat fragen könnte, sind oft nicht so schnell greifbar. Wie viele Paare wohnen aus beruflichen Gründen weit weg von ihren Herkunftsfamilien! Die Unerfahrenheit kann sich vor allem dann negativ auswirken, wenn das Kind eben kein problemloser »Wonneproppen« ist, sondern seinerseits mit Anpassungsschwierigkeiten zu kämpfen hat.

Gerade bei der Geburt des ersten Kindes ist die Umstellung des Alltags vor allem für die Mutter radikal. Das häufigste Lebensmodell hierzulande ist, dass die Frau bis zum Beginn der Mutterschutzfrist berufstätig ist und danach eine berufliche Pause von unterschiedlicher Länge einlegt. Und gerade die tüchtigen, beruflich erfolgreichen Frauen von heute tun sich aus verschiedenen Gründen schwer mit diesem Wechsel.

BEISPIEL Tatjana, eine frischgebackene Mutter: »Ich habe mir vorher nicht vorstellen können, wie ausschließlich, quasi rund um die Uhr, dieses Kind meine Aufmerksamkeit verlangt. Es gibt keine Auszeit, kein Abschalten, kein ›Einfach-mal-die-Füße-hochlegen‹. Ich fühle mich ausgelaugt und erschöpft. In den Zeiten, wo die Kleine schläft, versuche ich das Wichtigste im Haus zu erledigen. Wenn sie dann aber wach wird und schreit, lasse ich alles stehen und liegen und kümmere mich um sie. Mich stört, dass ich nie an einer Sache dranbleiben kann. Das war im Beruf ganz anders. Und wenn dann der Abend kommt und es sieht bei uns aus wie bei Hempels unterm Sofa, bin ich einfach unzufrieden. Mein Mann sagt zwar nichts, wenn er nach Hause kommt, aber ich merke schon, dass ihn die Unordnung auch nervt. Und dann schlafe ich einfach nicht mehr so gut. Beim kleinsten Geräusch wache ich auf. Letzte Nacht waren es streitende Kater in der Nachbarschaft. Und wenn die Kleine Hunger hatte und getrunken hat, kann ich auch nicht sofort wieder einschlafen. Ich glaube, dass ich schon ein ordentliches Schlafdefizit habe. Deshalb liegen auch meine Nerven ziemlich blank. Wenn ich irgendeine Meinungsverschiedenheit mit meinem Mann habe, blöke ich sofort los. Ich mag mich selbst nicht mehr leiden in dem Moment. – Und wie ich überhaupt aussehe! Der Bauch hängt immer noch wie ein leerer Sack herunter. Beim Friseur war ich auch nicht mehr, seit die Kleine auf der Welt ist …« ■

Diese Schilderung ist der Normalfall in den ersten Wochen. Das Leben mit einem Neugeborenen ist chaotisch. Erfolgreich etwas abarbeiten und »einen Haken dranmachen«, wie Sie es aus Ihrem Berufsleben kennen, ist fast unmöglich. Kaum hat man sich an eine Aufgabe begeben, kann schon wieder die »Sirene« losgehen. Aber betrachten Sie die Situation einmal aus der Sicht Ihres Kindes: Es hat die Geborgenheit und völlige Zufriedenheit im Mutterleib gegen ein ziemlich undurchschaubares Dasein eingetauscht. Nährstoffe fließen ihm nicht mehr durch die Nabelschnur zu, es empfindet Hunger, Schmerz, Wärme oder Kälte und Angst. Es hat auch keinerlei Zuversicht durch die Erfahrung, dass sich ein unbehaglicher Zustand schnell wieder ändern kann. Seine einzige Möglichkeit, sich mitzuteilen, ist Schreien. Und das tut es dann – laut und intensiv. Nicht umsonst ist das Schreien eines Babys höchst nervig und unangenehm. Das ist seine Überlebensstrategie.

In den ersten Wochen ist auch der Biorhythmus des Kindes noch nicht an unseren Tagesablauf mit Tag und Nacht angepasst. Im Mutterleib war es immer dämmrig oder dunkel. Auch eine feste Tagesroutine wie »alle vier Stunden trinken, nachts durchschlafen« überfordert es völlig. Untersuchungen über die Nährstoffzusammensetzung unserer Muttermilch haben gezeigt, dass ihr Sättigungseffekt nicht sehr lange vorhält – sie ist relativ süß, um das Gehirnwachstum des Babys zu fördern, aber viel fettärmer als etwa Kuhmilch. Von daher kann man nur dazu raten, in den ersten Wochen nach Bedarf des Kindes zu stillen oder die Flasche zu geben. Auch die Flaschen-Anfangsnahrung hat eine ähnliche Zusammensetzung wie die Muttermilch.

Das Chaos im Zusammenleben mit einem Baby ist ein Grund für mütterlichen Frust. Ein weiterer ist – was zunächst paradox klingt –, dass unsere Kinder heute überwiegend Wunschkinder sind: Die Eltern haben sich ganz bewusst zu diesem Zeitpunkt für ein Kind entschieden. Oder ihre Einstellung war: Wir verhüten nicht mehr, und wenn dann Nachwuchs kommt, ist es uns recht. Das war früher ganz anders. Erst die moderne Empfängnisverhütung hat die gezielte Planung möglich gemacht.

Wenn ich aber nun mein Kind oder mehrere Kinder in meinem Leben zum bestmöglichen Zeitpunkt bekomme, unter gesicherten äußeren Umständen, soll auch alles wie geplant verlaufen. Das Baby soll meinen Wunschträumen entsprechen, und von mir als Mutter erwarte ich, dass ich diesen »Job« genauso gut und kompetent bewältige, wie meine Berufstätigkeit vorher. Auch ist das Bild, das die Medien vom Familienleben zeichnen, sehr geschönt; in Elternratgebern oder auch in Familienserien im Fernsehen kommen unzufriedene, irritierte Babys und ratlose, frustrierte Mütter sehr selten vor.

Sehen Sie es einmal so: Sie als Familie befinden sich in einer gewaltigen Lebensumstellung. Fast alle Eltern sagen, wenn man sie Jahre später dazu befragt, dass die Geburt des ersten Kindes der größte Umbruch in ihrem Leben war. Es ist doch klar, dass man sich an die neuen Umstände anpassen muss – dies muss ja auch Ihr Kind.

Die Anpassung gelingt den allermeisten Familien innerhalb der ersten Monate. Wir Menschen sind zum Glück sehr lernfähig. Dies hat es uns ermöglicht, uns überall auf der Welt zurechtzufinden, im ewigen Eis wie im tropischen Regenwald, in kleinen Dörfern oder in Millionenmetropolen.

TIPP **Vertrauen Sie auf Ihre Fähigkeit, sich an die neuen Umstände zu gewöhnen!**

Leider haben wir dabei oft wenig Unterstützung von außen. Wir leben, wie gesagt, oft weit entfernt von unserer Herkunftsfamilie. Die großen Familienverbände, in denen die jungen Eltern sich zwanglos etwas von erfahrenen Eltern abgucken konnten, gibt es kaum noch – vielleicht hier und da im ländlichen Raum. In der Großfamilie früherer Zeiten war bestimmt nicht alles ideal, aber die junge Mutter hatte zumindest jemanden, dem sie ihr Kind auch einmal stundenweise anvertrauen konnte, um etwas zu erledigen. Oft sehe ich Frauen, die einen Kinderwagen und ein Kleinkind durch das Großstadtgetümmel bugsieren und dabei ziemlich gehetzt und entnervt aussehen. Und wehe, das Kleinkind benimmt sich nicht so, wie es soll!

Weil wir diesen »Familienclan« nicht mehr haben, müssen wir uns selbst Leute suchen, die für uns ein Netzwerk zur gegenseitigen Unterstützung und Entlastung bilden können. Das kann man ja auch oft beobachten, dass sich z. B. frischgebackene Mütter aus gemeinsamen Geburtsvorbereitungskursen anfreunden und regelmäßig treffen. Noch besser ist es natürlich, wenn die eine oder andere schon Erfahrung mit der Mutterrolle hat. Bei nachfolgenden Kindern tun wir uns mit der Anpassung an die neue Situation nicht mehr so schwer, selbst wenn wir wieder zu wenig schlafen und die häusliche Organisation genauso chaotisch ist wie beim ersten Kind. Eine Freundin meinte einmal, nur halb scherzhaft, zu mir: »Man sollte ein Übungsbaby haben, das man wieder zurückgeben kann!« Alle diese Gefühle von Überforderung, Erschöpfung oder Ratlosigkeit sind im normalen Rahmen. Die meisten jungen Eltern haben trotzdem die Zuversicht, dass sich alles einspielen wird und sie in wenigen Monaten die nötigen Fähigkeiten, um auf das Baby einzugehen, erlernt haben werden. Und umgekehrt lernen ja auch unsere Kinder ungeheuer schnell. Vergleichen Sie einmal ein hilfloses Neugeborenes mit einem Einjährigen, das sich schon wackelig auf seinen Beinen fortbewegt und klar ausdrücken kann, was es will und was es stört.

Der Übergang von der Überforderung in die Depression

Aus der Überforderung kann aber auch eine seelische Anpassungsstörung entstehen. Dies ist meist eine Depression. Das bedeutet: Ihnen kommt die Zuversicht abhanden, dass sich Ihre Situation bald verbessern wird. Sie fühlen sich so erschöpft, dass Sie keine Energie mehr haben, den Alltag halbwegs zu bewältigen. Und Sie können aus den schönen Momenten mit Ihrem Baby – wenn es friedlich schläft, wenn es Sie anlächelt, wenn Sie sich mit ihm »unterhalten« – auch nicht mehr genügend Kraft tanken. Kurz: Sie sind traurig und freudlos, obwohl Ihnen Außenstehende, z. B. Ihr Kinderarzt, vermitteln, dass doch »eigentlich alles in Ordnung« ist.

Der Übergang ist fließend. Nur selten kommt wie aus dem Nichts eine schwere Depression »angeflogen«. Deshalb ist es wichtig, es gar nicht so weit kommen zu lassen, also die Vorboten und Warnzeichen zu erkennen und sich rechtzeitig Hilfe zu holen. Aber auch, wenn Sie bereits voll im Tief stecken: Verzweifeln Sie nicht, es gibt Möglichkeiten, sich helfen zu lassen!

MERKE Depressionen nach der Geburt sind sehr gut zu behandeln und die Chancen sind sehr groß, dass Sie wieder »ganz die Alte« werden.

Für die Verstimmungszustände nach der Geburt eines Kindes hat sich der Fachbegriff »postpartale Depression« eingebürgert, nach lateinisch »post partum« = nach der Entbindung. Gelegentlich liest man auch »postnatale Depression«, also »post natum« = nach der Geburt. Ich werde den ersten Begriff weiter verwenden.

Begleitend zur Depression, gelegentlich ohne sie, kommen auch Zustände wie Angst und Panik oder Zwangsstörungen vor. Sehr selten gibt es ausgeprägte Wahnzustände. Auf diese werde ich deshalb nicht so ausführlich eingehen.

Im folgenden Kapitel wollen wir zunächst einmal klären, ob Sie eine behandlungsbedürftige Depression haben könnten, oder ob Ihre Mutlosigkeit und Erschöpfung noch im normalen Rahmen liegen. In den Kapiteln, die danach folgen, wird es vor allem darum gehen, wie Sie sich selbst helfen können und auf welche professionellen Hilfen Sie zurückgreifen können.

Das Wichtigste aus diesem Kapitel:

Die Geburt eines Kindes ist eine einschneidende Lebensveränderung, an die sich alle Beteiligten erst einmal anpassen müssen.

Wir Menschen sind aber sehr anpassungs- und lernfähig, sodass in den meisten Fällen dieser Übergang nach einigen Monaten bewältigt ist.

In einigen Fällen kommt es nicht nur zu Erschöpfung, Überforderung und Ratlosigkeit, sondern zu einer seelischen Anpassungsstörung. Dies ist meist eine postpartale Depression. Die Depression kann unterschiedlich schwer sein.

Wichtig ist, die Zeichen zu erkennen und professionelle Hilfe zu suchen.

Könnte es sein, dass ich eine behandlungsbedürftige Depression habe?

Vorneweg: Die sogenannten »Heultage« (auch »Postpartum Baby-Blues«) nach der Entbindung sind so weitverbreitet und gehen normalerweise so schnell vorüber, dass man sie nicht mit dem Begriff »Depression« in Verbindung bringen sollte. Nach einigen Statistiken leiden bis zu 80 Prozent der Wöchnerinnen an einer solchen Stimmungslabilität. Da braucht es nur einen winzigen Auslöser, wie etwa eine zerbrochene Blumenvase, um Sie in Tränen ausbrechen zu lassen. Ein wenig Verständnis und Beistand von Ihren Lieben und vom Personal Ihrer Entbindungsklinik sind dann schon sehr hilfreich. Wenn Sie Ihr Baby stillen wollen, erfolgt etwa um die gleiche Zeit der Einschuss der reifen Muttermilch in die Brust. Hier ist die Unterstützung Ihrer Hebamme oder auch einer Stillberaterin besonders wichtig, damit der Milchfluss gut in Gang kommt und das Stillen klappt.

Der »Postpartum Baby-Blues« wird oft mit dem Abfall des Hormonspiegels nach der Geburt erklärt. Ich glaube außerdem, dass wir Mütter durch das Ende der Schwangerschaft, die Erfahrung der Geburt – die wahrscheinlich schmerzhaft und sicherlich anstrengend war – und die Tatsache, dass da jetzt dieser kleine Mensch, unser Kind, auf der Welt ist, regelrecht emotional überwältigt sein können. Unsere Gefühle können wirklich zwischen »himmelhoch jauchzend, zu Tode betrübt« hin und her pendeln! Diese große emotionale Empfänglichkeit hat ja auch den Sinn, dass wir uns auf den neuen Menschen in unserem Leben einstellen und einlassen können. Wir betrachten dieses Kind, sehen sein Gesicht und seinen Körper, so winzig und doch schon so vollkommen, und können das alles kaum fassen.

MERKE **Der »Postpartum Baby-Blues« ist nicht beunruhigend und geht schnell vorüber.**

Eine Depression ist etwas anderes. Traurig oder auch deprimiert sind wir alle gelegentlich. Eine Depression ist mehr als das Gefühl einer bedrückten Stimmung. Dazu gehört auch Mattigkeit und Antriebslosigkeit: »Jeder Handgriff macht mir Mühe« – »Ich muss mich zwingen und mich mühsam zu allem aufraffen« – »Am liebsten würde ich morgens gar nicht aufstehen« – das sind typische Äußerungen, die für eine Depression sprechen.

Weiterhin gehört dazu die Perspektivlosigkeit. Wir haben eigentlich in unserem Leben erfahren, dass eine schlechte Stimmung, Leiden und Schmerzen vorübergehen. Selbst wenn wir niedergeschlagen sind, ist doch immer noch ein »Licht am Ende des Tunnels« sichtbar: Irgendwann, in nicht allzu ferner Zeit, wird es uns wieder besser gehen. Diese Aussicht geht in der Depression verloren: Alles erscheint grau in grau. Bei Müttern, deren Babys sich aus verschiedenen Gründen schwertun, die einfach unruhig und irritierbar sind und sehr viel schreien, liegt die Ursache für die Verzweiflung auf der Hand: Sie finden keinen Weg, ihr Kind zu beruhigen und zufriedenzustellen.

Das Baby lebt vollkommen aus dem Augenblick heraus; jedes Gefühl der Unlust wird mit Schreien beantwortet. Erst nach ein paar Monaten stellt sich das Vertrauen ein, dass jemand zuverlässig für es sorgt, und dann wird auch das Schreien immer seltener. Fast könnte man sagen, dass diese fehlende Zukunftsperspektive von der Mutter übernommen wird, sodass auch sie nicht mehr über den schrecklichen, frustrierenden Moment hinaus denken kann.

Natürlich bekommt nicht jede Mutter mit einem »Schreibaby« eine Depression. Stabilere Frauen, Frauen mit Erfahrung, Frauen, die in ein gut unterstützendes Umfeld eingebunden sind, können diese schwierige Zeit überbrücken.

BEISPIEL Tanja, Mutter von drei Kindern, berichtet: »Meine beiden Großen waren keine komplizierten Kinder. Ich bin wirklich froh, dass ich erst als drittes Kind ein Schreibaby bekommen habe. Viktoria war sehr schwer zufriedenzustellen, aber ich wusste immerhin, dass ich es schon zweimal geschafft hatte. So haben wir uns halt gesagt, diese Zeit geht auch vorbei. Jetzt ist sie neun Monate alt, und es geht immer problemloser. Am besten beruhigen können sie witzigerweise ihre beiden Brüder. Die machen dann irgendwelchen Quatsch und sie hört auf zu schreien und schaut ihnen zu.« ■

Umgekehrt können Sie auch an einer Depression leiden, obwohl Ihr Kind in den Augen der anderen -- und sogar Ihrer eigenen Einschätzung nach – gar keine besonderen Probleme macht. Dafür kann es viele verschiedene Gründe geben, die wir in den nächsten Kapiteln nach und nach aufdröseln wollen; daraus ergeben sich dann auch die Ideen, wie Sie sich selbst helfen oder wie andere Sie unterstützen können.

MERKE **Niedergeschlagenheit, Erschöpfung und Perspektivlosigkeit sind die wesentlichen Zeichen der Depression.**

Viele Frauen berichten auch von Anfällen großer Gereiztheit und Wut. Diese Symptome sind bei Depressionen junger Mütter stärker als bei denen, die in anderen Lebensphasen auftreten. Auch hier kann der Anlass verständlich sein, aber die Reaktion fällt zu heftig aus.

BEISPIEL Ina, Mutter eines vier Monate alten Sohnes, erzählt: »Unser Sohn war ein Wunschkind. Die Geburt war zwar anstrengend und schmerzhaft, und es wurde ein großer Dammschnitt gemacht; aber als wir unser Baby im Arm hielten, waren mein Mann und ich überglücklich. Wir kamen nach drei Tagen aus der Klinik, und mein Mann nahm sich die nächsten drei Wochen frei. Er machte alles, was im Haushalt nötig war, und kaufte ein, sodass ich mich ganz auf Paul konzentrieren konnte. Das Stillen klappte auch gut, weil Ellen, meine Nachsorgehebamme, mich sehr gut unterstützte und ermutigte. Ja, und dann ging Stefan wieder arbeiten, und ich war den ganzen Tag mit Paul allein und musste alles selbst managen. Ich wurde nervös und flatterig, weil alles nicht so klappte, wie ich es von mir erwartete. Ich hasse es, wenn ich eine Arbeit nicht zu Ende bringen kann! Paul verschmutzte Berge von Kleidung, und immer standen Körbe von noch nicht weggeräumter Wäsche herum. Bei der Nachuntersuchung, sechs Wochen nach der Entbindung, stellte mein Frauenarzt fest, dass sich leider an meiner langen Dammnaht wildes Fleisch gebildet hatte; so musste er noch einmal schneiden und neu vernähen. Die Schmerzen und Beschwerden, die ich schon abgehakt hatte, gingen also von vorne los – ich war sowas von bedient! Um diese Zeit wurde auch Paul sehr unruhig und schrie viel. Ich telefonierte mit Ellen und die meinte, wahrscheinlich hätte Paul einen Wachstumsschub und brauchte mehr Milch; ich sollte also nach Bedarf häufiger stillen und vor allem selbst viel trinken. Er hing fast nur noch an meiner Brust, und wenn ich ihn ins Bettchen gelegt hatte und hastig das Wichtigste erledigen wollte, ging die Sirene nach spätestens einer Stunde schon wieder los. Ich wurde immer frustrierter und gereizter. Der Gipfel war dann erreicht, als ich ihn nach dem Stillen noch auf dem Arm hatte und er auf einmal, nach einem lauten Rumpeln in seinem Bauch, eine große Menge flüssigen, gelben Stuhlgangs produzierte, der seitlich aus seinem Strampelhöschen auf unser weißes Sofa lief. Ich sprang auf, brüllte ihn an und schüttelte ihn, worauf er natürlich anfing, laut zu schreien. Im nächsten Augenblick war ich völlig entsetzt, dass ich solche Aggressionen gegen mein Baby haben konnte. Ich war immer empört gewesen, wenn ich von Misshandlungen von Säuglingen gehört und gelesen hatte, und jetzt war ich drauf und dran gewesen, das Gleiche zu tun! Ich brach selbst in Tränen aus. So, als ein Häufchen Elend auf dem verschissenen Sofa mit einem brüllenden Kind auf dem Arm, fand mich Stefan, der Ärmste. Er sagte: ›Ina, so geht das nicht weiter. Du musst dir Hilfe holen.‹ Am gleichen Abend fand ich im Internet ein Forum von ähnlich betroffenen Müttern, und der Austausch mit denen tut mir gut. Vor allem sehe ich jetzt, dass ich nicht die Einzige bin, die solche Probleme hat.« ■

Für die Gereiztheit und Wut scheint es einen besonderen Risikofaktor zu geben: nämlich, ob Sie auch schon vorher unter dem »Prämenstruellen Syndrom« gelitten haben, also an Anfällen von Übellaunigkeit und Unduldsamkeit vor dem Einsetzen Ihrer Periode. Offenbar gibt es Frauen, die auf den starken Abfall der Geschlechtshormone vor der Periode empfindlicher reagieren als andere. Genau dieser rasante Abfall der Geschlechtshormone setzt auch nach der Entbindung ein, wenn durch das Stillen zunächst kein normaler Zyklus in Gang kommt. Katherina Dalton, eine englische Frauenärztin und Pionierin auf diesem Gebiet, behandelt die Betroffenen deshalb auch mit Hormonen. Dazu mehr im Kapitel »Soll ich das Stillen aufgeben?«

MERKE **Depressionen nach der Geburt äußern sich häufig auch in Gereiztheit und Wut; ein Risikofaktor dafür scheint das »Prämenstruelle Syndrom« zu sein.**

Oft geht das Stimmungstief nach der Entbindung mit vermehrten Ängsten einher. Auch hier gibt eine große Spannbreite zwischen gesteigerter Ängstlichkeit, die fast jede frischgebackene Mutter erlebt, bis hin zu panikartigen Zuständen mit starken körperlichen Reaktionen: Herzrasen, Schweißausbrüchen, Benommenheit und sogar Ohnmacht.

Mein erster Sohn war ein gesundes, unkompliziertes Baby. Trotzdem – ich erinnere mich noch gut an die Ängste der ersten Tage, als ich mit ihm daheim war. Nachts fuhr ich aus dem Schlaf hoch: Ist mit dem Kind alles in Ordnung? Ich lauschte neben seinem Gesicht, bis ich seine leisen Atemzüge hören konnte. Manchmal erfasste mich eine Beklommenheit, wie ein Schwindel, wegen der riesigen Verantwortung, die ich für das Wohlergehen dieses Menschen hatte, ob es ihm gut ging, ob er gedieh, genug zu trinken bekam, gesund blieb ... – nicht zu vergleichen mit irgendeiner anderen Verantwortung, die ich bis dahin in meinem Leben übernommen hatte! Und dabei hatte ich einen Partner, der mich nach Kräften unterstützte, und konnte auch andere Menschen aus meinem Umfeld um Rat fragen. Deshalb ist es nur zu verständlich, dass bei ungünstigeren Umständen – z. B. wenn das Baby krank ist, zu früh zur Welt gekommen ist oder die Mutter alleinsteht – auch stärkere Ängste auftreten können.

Übergroße, nicht mehr beherrschbare Ängste können zusammen mit einer Depression auftreten, aber auch ohne die anderen Depressionszeichen. Unbehandelt können solche Ängste immer schlimmer werden und sich sozusagen verselbstständigen.

BEISPIEL Iris berichtet: »Nach der Geburt meiner Tochter wollte ich relativ bald, nach vier Monaten, an meinen Arbeitsplatz zurückkehren. Eine gute Kinderfrau hatte ich schon vor der Geburt gefunden; soweit war alles bestens. Vier Wochen nach der Entbindung bat mich mein Vorgesetzter, an einem ganztägigen Meeting in einer hundert Kilometer entfernten Stadt teilzunehmen. Kein Problem, ich konnte ja Milch für die Kleine abpumpen, und mein Mann konnte sich den Tag freinehmen. Am Nachmittag wollte auch schon einmal die Kinderfrau für zwei Stunden dazukommen. Ich fuhr also zu dem Meeting, wurde mit Hallo aufgenommen. Fachlich lief alles o.k., aber ich fühlte mich elend. Es war das erste Mal nach der Geburt, dass ich von Marie getrennt war. Ich hatte solche Sehnsucht nach ihr und dachte gleichzeitig, dass das doch lächerlich sei – in ein paar Stunden war ich ja wieder zu Hause. In der Mittagspause, als die Kollegen sich schon zum Essen zusammensetzten, musste ich erst mal in den Waschraum, Milch aus meinen schmerzenden Brüsten herausdrücken. Während ich da halb über dem Becken hing, kamen mir die Unterhaltungen der Kollegen – schicke Leute, fast alle kinderlos – plötzlich oberflächlich und nichtssagend vor. Was sollte ich eigentlich in diesem Kreis? Ich fühlte mich fehl am Platze. Als das Meeting um fünf Uhr endlich zu Ende war, lehnte ich die Einladung, noch zu einem Cocktail mitzugehen, natürlich ab – ich wollte nur noch heim! Auf der Autobahn ging mir im Kopf herum, ob das überhaupt die richtige Entscheidung war, so schnell wieder arbeiten zu gehen. Ich fühlte mich matt und verschwitzt, die Brüste taten wieder weh. Dann kam ich auch noch in einen Stau. Plötzlich hatte ich schreckliche Angst, nicht rechtzeitig zu Hause zu sein, dass mein Kind Hunger leiden und schreien würde, dass mein Mann mit der Situation nicht fertig würde. Mein Herz klopfte bis zum Hals, ich bekam keine Luft mehr, mir wurde schwindlig, ich hatte die Befürchtung, ohnmächtig zu werden. Ich fuhr auf den Standstreifen und versuchte erst mal wieder zu mir zu kommen. Ich rief meinen Mann daheim an, der mir versicherte, es sei alles in Ordnung. Ich trank einige Schlucke aus meiner Wasserflasche. Nach ein paar Minuten ging es etwas besser, und ich reihte mich wieder in die Autoschlange ein. Wie ich nach Hause gekommen bin, weiß ich nicht genau. Ich weiß nur, dass das die schlimmste Fahrt meines Lebens war. Zwischendurch habe ich gebetet, so verzweifelt war ich. Irgendwie hat mir der liebe Gott dann nach Hause geholfen. Da holte ich weinend Marie aus dem Bettchen und umschlang sie, als wollte ich sie nie wieder hergeben. Seit dem Tag kann ich sie gar nicht mehr allein lassen. Ich habe solche Angst, von ihr getrennt zu werden und nicht rechtzeitig zu ihr zurückzukommen. Neulich bin ich meinem Mann zuliebe mit ihm essen gegangen; die Kinderfrau hat auf Marie aufgepasst. Ich habe mich sehr zusammengerissen, aber nach der Vorspeise wurde mir schlecht, und ich hatte wieder dieses wahnsinnige Herzklopfen und das Gefühl, ohnmächtig zu werden. Da sind wir halt heimgefahren. Was jetzt mit meinem Job werden soll – ich weiß es nicht. Eigentlich hat mir die Arbeit immer Spaß gemacht, und wir könnten das Geld auch sehr gut gebrauchen.« ■

Iris hatte Glück und fand eine erfahrene und verständnisvolle Psychotherapeutin, die nicht nur die Angststörung verhaltenstherapeutisch behandeln konnte, sondern auch mit ihr besprach, wie sich vielleicht ein besserer Kompromiss zwischen ihren mütterlichen Gefühlen und ihrer beruflichen Karriere finden lassen könnte.

Iris beschrieb sich selbst nicht als traurig oder deprimiert. Aber wenn eine Mutter sehr schlechter Stimmung ist, gehört eigentlich die Angst fast immer dazu: die Furcht vor Versagen, die Furcht, gravierende Fehler zu machen, die das Baby gefährden, eine allgemeine Verzagtheit. Manche Frauen beschreiben sich selbst als »Weichei« oder »Hasenherz«; alles bereitet ihnen Sorgen, und sie fragen sich, wo ihr früheres optimistisches Selbst geblieben ist.

MERKE **Überzogene, nicht beherrschbare Ängste können auch ohne Depression auftreten, gehören aber zur Depression fast immer dazu.**

Schlafmangel ist für fast alle frischgebackenen Mütter ein Problem. Und zu wenig Schlaf zu bekommen, kann natürlich auch seelische Probleme verschlimmern. Nicht umsonst ist zwangsweiser Schlafentzug eine der wirksamsten Foltermethoden. Während aber die »normale« Mutter die Fähigkeit entwickelt, sich den Schlaf oder zumindest die Ruhepausen auch häppchenweise zusammenzuklauben, geht die gesunde Schlafbereitschaft im Zuge einer Depression zunehmend verloren. Das bedeutet: Auch wenn Sie total übermüdet sind, finden Sie keine Ruhe, wälzen sich hin und her und haben kaum ein Auge zugetan, bis Ihr Baby sich zum nächsten Mal meldet.

Schließlich sind auch Essstörungen häufige Begleiter einer postpartalen Depression. Anders als bei Depressionen in anderen

Lebensphasen, die meist mit Appetitlosigkeit einhergehen, treten hier auch Anfälle von Heißhunger auf. Dies ist ja gut verständlich: Wenn es mir schlecht geht, versuche ich mich mit Essen zu trösten. Die Tafel Schokolade ist tatsächlich ein Seelenpflaster. Der »Kummerspeck«, der sich so ansetzen kann, entfernt Sie aber immer noch weiter von Ihrer Wunschfigur. Das ist dann das nächste Problem, welches das ohnehin wacklige Selbstbewusstsein weiter schwächt.

MERKE Schlaf- und Essstörungen (Heißhunger oder Appetitlosigkeit) sind auch typisch für die postpartale Depression.

Die Edinburgh-Skala der postpartalen Depression

Ob das Stimmungstief, in dem Sie stecken, »noch normal« oder bereits behandlungsbedürftig ist, können Sie mit einem einfachen Fragebogen herausfinden, der Edinburgh-Skala der postpartalen Depression. Darin sollen Sie Ihren Zustand in den letzten sieben Tagen beurteilen, also nicht nur zum aktuellen Zeitpunkt. Die zehn Aussagen sind:

I. Ich konnte lachen und die spaßige Seite der Dinge sehen.

(0) So wie immer

(1) Nicht ganz so wie früher

(2) Deutlich weniger als früher

(3) Überhaupt nicht

II. Ich konnte mich auf etwas freuen.

(0) So wie immer

(1) Etwas weniger als sonst

(2) Deutlich weniger als sonst

(3) Kaum

III. Ich habe mich unnötig selbst beschuldigt, wenn etwas schiefging.

(3) Ja, meistens

(2) Ja, gelegentlich

(1) Nicht sehr oft

(0) Nein, nie

IV. Ich war ohne rechten Grund ängstlich oder besorgt.

(0) Nein, gar nicht

(1) Selten

(2) Ja, gelegentlich

(3) Ja, sehr oft

V. Ich habe mich ohne rechten Grund verschreckt und panisch gefühlt.

(3) Ja, ziemlich oft

(2) Ja, manchmal

(1) Nein, nicht oft

(0) Nein, überhaupt nicht

VI. Die Dinge sind mir über den Kopf gewachsen.

(3) Ja, meistens konnte ich die Situation nicht meistern

(2) Ja, manchmal konnte ich die Situation nicht wie sonst meistern

(1) Nein, meistens konnte ich die Situation meistern

(0) Nein, ich konnte alles so gut wie immer meistern

VII. Ich war so unglücklich, dass ich schlecht schlafen konnte.

(3) Ja, meistens

(2) Ja, manchmal

(1) Nicht sehr oft

(0) Nein, gar nicht

VIII. Ich habe mich traurig oder elend gefühlt.

(3) Ja, meistens

(2) Ja, recht oft

(1) Nicht sehr oft

(0) Nein, gar nicht

IX. Ich war so unglücklich, dass ich weinen musste.

(3) Ja, meistens

(2) Ja, ziemlich oft

(1) Nur gelegentlich

(0) Nein, nie

X. Der Gedanke, mir selbst etwas anzutun, kam mir in den Sinn.

(3) Ja, ziemlich oft

(2) Gelegentlich

(1) Kaum jemals

(0) Nie

Wenn Sie alle Aussagen bearbeitet haben, addieren Sie die angekreuzten Zahlen. Bei einem Wert von 12 oder darüber haben Sie wahrscheinlich eine postpartale Depression. Je höher der Wert ist, desto unwahrscheinlicher ist es, dass sich Ihr Zustand von selbst wieder bessern wird, und Sie sollten professionelle Hilfe suchen. Vor allem, wenn Sie die Aussage X. mit 3 oder 2 beantwortet haben, sollten Sie damit nicht warten. Selbstmord ist bei schweren postpartalen Depressionen eine reale Gefahr.

MERKE Werte von 12 und mehr in der Edinburgh-Skala der postpartalen Depression sollten Sie warnen: Je höher der Wert, desto schneller brauchen Sie professionelle Hilfe!

Andere seelische Anpassungsstörungen nach der Entbindung sind seltener als Depression und Angst oder Panik, daher will ich sie nur relativ kurz ansprechen. Zwangsgedanken oder Zwangshandlungen können aus der Sorge heraus entstehen, den Bedürfnissen des Babys nicht gerecht zu werden. Der Ausgangspunkt ist, ganz nachvollziehbar, dass Ihr Kind völlig hilflos und auf Sie angewiesen ist. Daraus entwickeln sich manchmal schreckliche Gedanken, wie: »Es wäre so einfach, das Baby zu töten.« Solche Gedanken entsetzen die betroffenen Frauen zutiefst. Es ist ihnen aber dabei immer klar, wie abwegig das Ganze ist, aber sie werden diese Gedanken nicht mehr los. Manchmal versuchen sie dann mit zwanghaft ausgeführten Handlungen, z. B. übertriebener Reinigungswut oder auch Selbstbestrafungen, die Gedanken und die durch sie verstärkten Ängste zu vertreiben. Das gelingt ihnen natürlich nicht. Diese Störungen gehören unbedingt in Behandlung. Sinnvoll ist eine Kombination von angstdämpfenden Medikamenten und Psychotherapie. Dies führt auch meist zu einer raschen Besserung. Zu Ihrer Beruhigung, wenn solche Zwangsgedanken Sie quälen: Niemals, wirklich nie, führen Zwangskranke die befürchtete Aktion tatsächlich aus!

Schließlich gibt es noch, Gott sei Dank sehr selten, Wochenbettpsychosen. Diese beginnen in der Regel recht bald nach der Geburt mit Unruhe, Aufgedrehtheit und Schlaflosigkeit. Bei ihnen verhalten sich die Frauen in einer sehr auffälligen, überhaupt nicht mehr nachvollziehbaren Weise. Sie sind sehr verwirrt, können ihren Alltag gar nicht mehr bewältigen und entwickeln meist völlig abgehobene Gedanken, z. B. dass ihr Baby von einem Dämon besessen sei. Im Gegensatz zu den Frauen, die unter Zwangsstörungen leiden und sehr wohl merken, dass diese Symptome nicht »richtig« sind und sie Hilfe brauchen, erkennen Psychotikerinnen nicht mehr das Krankhafte ihres Zustandes. Dabei können sie auf extrem verrückte Handlungen kommen. Eine mir bekannte Frau wollte ihr Baby, weil es stark verschmutzt im Windelbereich war, in den Gartenteich werfen, um es zu waschen. Zum Glück kam ihre Mutter rechtzeitig hinzu und konnte das noch verhindern. Diese Frau kam in die Psychiatrie und wurde mit Medikamenten gegen Psychosen behandelt. Nach einem Vierteljahr war sie wieder völlig gesund, konnte sich um ihren Sohn kümmern und die Trauer, dies am Anfang nicht geschafft zu haben, nach und nach verarbeiten.

Gelegentlich nehmen die Psychosen eine manische Färbung an. Die Manie ist das Gegenstück zur Depression, d. h. im Vordergrund stehen eine überstarke Aktivierung, ja Aufgedrehtheit, dazu Übererregbarkeit und ein geringes Schlafbedürfnis. Der Redefluss ist nicht zu bremsen, und es werden tausend Dinge auf einmal in Angriff genommen, was natürlich zum Chaos führt. Auch in der Manie geht die Einsicht, krank zu sein, verloren.

Bei einer solch schlimmen Entgleisung des seelischen Zustandes ist eine Krankenhausbehandlung meist unumgänglich. Heute gibt es auch schon in vielen Kliniken Mutter-Kind-Einheiten, in denen das Kind mit aufgenommen wird, sodass sich die Mutter – je besser es ihr geht – auch selbst wieder um ihr Baby kümmern kann.

Weil Wochenbettpsychosen für die Mutter und das Kind lebensgefährlich sein können, sollte jeder, in dessen Umfeld sich eine Wöchnerin plötzlich »sonderbar« benimmt, nicht zögern, Hilfe zu holen! Die Aussicht, sich von dieser Krankheit wieder ganz und gar zu erholen, ist sehr gut. Nur bei einer nachfolgenden Schwangerschaft und Geburt sollte man von vorneherein sehr wachsam sein.

Das Wichtigste aus diesem Kapitel:

Von Depressionen kann man erst sprechen, wenn schlechte Stimmung, Antriebslosigkeit und Pessimismus nicht nur momentan auftreten, sondern über einen längeren Zeitraum anhalten.

Gereiztheit und Wut, Schlafstörungen und gestörtes Essverhalten, Angst und Panik können auch Begleiterscheinungen einer postpartalen Depression sein.

Je schlimmer die Depression ist, desto eher brauchen Sie professionelle Unterstützung: Psychotherapie, Medikamente, manchmal auch einen Klinikaufenthalt.

Wenn Sie Selbstmordgedanken haben, suchen Sie sofort Hilfe!

Zwangsstörungen sind unwiderstehlich auftretende Gedanken und/oder Handlungen, die Sie nicht abstellen können, obwohl Sie wissen, dass sie »verkehrt« sind.

Wochenbettpsychosen sind die schwerste seelische Störung nach der Geburt. Weil bei ihnen die Einsicht, krank zu sein, verloren geht und sie im schlimmsten Falle lebensgefährlich sind, ist das Umfeld gefordert, Hilfe zu holen!

Wenn man Ärzte, vor allem Frauenärzte, befragt, wie es zum Stimmungstief nach der Geburt kommt, erhält man meist die Antwort, dass der abrupte Abfall der Geschlechtshormone nach der Geburt der Auslöser sei – in der Schwangerschaft habe der Körper ja so viel davon produziert wie sonst nie. Das erklärt dann aber wiederum nicht, wieso vier Fünftel der Mütter keine postpartale Depression erleiden. Es ist wie fast immer im Leben: Einfache Erklärungen gibt es nicht, meist wirken mehrere Faktoren zusammen. Nun gibt es aber tatsächlich Frauen, bei denen nach der Geburt – buchstäblich aus heiterem Himmel – die Stimmung immer schlechter wird. Sie verzweifeln nicht an konkreten Schwierigkeiten, z. B. mit ihrem Baby, sondern werden von bleierner Schwere und Trostlosigkeit erfasst.

Eher organische Ursachen für das Stimmungstief

Im Spielfilm »Das Fremde in mir« (Deutschland 2007/08) der Regisseurin Emily Atef wird eine solche Geschichte erzählt: Rebecca und Julian haben sich auf ihr Baby gefreut, doch nach der Geburt weint nur Julian vor Glück, Rebecca wirkt seltsam unbeteiligt. Die Unfähigkeit, sich an ihrem Kind zu freuen, ja nur irgendwie zu ihm in Beziehung zu treten, ist Ausdruck ihrer schweren Depression. Diese wird in den folgenden Wochen immer schlimmer, unerkannt von ihrem Partner und ihrem Umfeld und von ihr selbst nicht in Worte zu fassen. Als Rebecca befürchtet, ihrem Baby etwas anzutun, flieht sie, wird in einem Wald hilflos aufgefunden und in die Psychiatrie gebracht. Durch therapeutische Gespräche und die Behandlung mit Medikamenten geht es ihr nach und nach besser. Zum ersten Mal in ihrem Leben sehnt sie sich nach ihrem Kind. Angeleitet von einer einfühlsamen Körpertherapeutin, kann Rebecca mit dem Baby Kontakt aufnehmen: sein Verhalten richtig verstehen, seine Körpersignale zutreffend deuten, es streicheln, mit ihm schmusen. Da erscheint zum ersten Mal richtige Freude auf ihrem Gesicht. Der Film endet hoffnungsvoll: Alle drei Familienmitglieder haben einen Weg zueinander gefunden; der Albtraum ist vorbei.

Viele Frauen, die nach der Geburt depressiv waren, haben diesen Film begrüßt, weil er einem breiteren Publikum vermittelte, dass die Geburt eines Kindes auch zu unerwarteter und befremdlicher Niedergeschlagenheit führen kann. Weil der Film so etwas mehr Verständnis für ihre Lage wecken könnte, sei er sehr wertvoll und sinnvoll. Sie meinten aber auch, dass ein so schwerer Verlauf doch eher selten sei.

Wie kann man sich eine schwere Gemütserkrankung, die so plötzlich beginnt, erklären? Unser Gehirn funktioniert ja, indem zwischen den Nervenzellen Botenstoffe, die sogenannten Transmitter, ausgeschüttet werden. Änderungen des hormonellen Zustandes können bei entsprechender Veranlagung diesen Botenstoffwechsel entgleisen lassen. Medikamente greifen an dieser Stelle ein und versuchen, das gesunde Gleichgewicht wiederherzustellen.

Nicht nur die Geschlechtshormone spielen eine Rolle. Nicht selten führt auch eine Unterfunktion der Schilddrüse zu Antriebslosigkeit und Niedergeschlagenheit. Diese Funktionsstörung hat vielleicht schon längere Zeit unerkannt vorgelegen, aber erst durch die Anpassungsschwierigkeiten nach der Geburt werden die Beschwerden akut. Deshalb sollte in solchen Fällen immer auch die Schilddrüse untersucht werden.

Es gibt noch andere körperliche Ursachen für die schlechte Stimmung. Dabei muss man vor allem an die Geburt selbst denken. Vielleicht dauerte die Geburt sehr lang oder war besonders schmerzhaft, sodass Sie einfach total erschöpft und gerädert sind. Der Blutverlust kann erheblich gewesen sein, vor allem bei einem geburtshilflichen Notfall oder einem Kaiserschnitt. Durch den Mangel an roten Blutkörperchen, die den Körper mit Sauerstoff versorgen sollen, fühlen Sie sich abgeschlagen. Die Schmerzen an einer Kaiserschnittnaht oder einem vernähten Dammriss oder -schnitt können auch dazu führen, dass Sie sich weit entfernt fühlen vom Ideal der »glücklichen jungen Mutter«. Sie kommen sich eher vor wie achtzig!

Auch der Milcheinschuss kann Beschwerden bereiten. Bei manchen Frauen werden die Brüste extrem prall, sie sind gespannt, heiß und schmerzen. Und das Kind muss die richtige Abfolge von Saugen, Schlucken und Atmen auch erst einmal einüben. Hier ist die Beratung und Unterstützung Ihrer Hebamme oder Stillberaterin unverzichtbar. Sonst kann es zu einer Brustdrüsenentzündung kommen, die sehr schmerzhaft ist und schlimmstenfalls sogar das Abstillen erforderlich macht.

Die Frage, ob das Stillen das seelische Tief verstärken kann, wird heftig diskutiert. Rein von der körperlichen Seite her betrachtet, scheint es klar zu sein: Durch das Stillen kommt der normale Zyklus zunächst nicht wieder in Gang; es herrscht also ein Mangel an Östrogen und Progesteron wie vor dem Einsetzen der Periode. Bei entsprechend veranlagten Frauen kann das zu Niedergeschlagenheit, Gereiztheit oder eben zu einer ausgeprägteren Depression führen. Auf der anderen Seite sind viele Mütter traurig, wenn sie abstillen sollen. Sie erleben das als weiteren Beweis für ihr »Versagen« als Mutter. Im Kapitel

»Soll ich das Stillen aufgeben?« werde ich Pro und Kontra noch etwas ausführlicher darstellen.

Auch die Belastung durch Schlafmangel kann man als eine organische Ursache des seelischen Tiefs verstehen. Warum wir überhaupt für unser seelisches und körperliches Wohlbefinden ausreichend Schlaf benötigen, ist letztendlich nicht geklärt. Klar ist aber, dass Schlafentzug unsere Batterien entleert: Wir fühlen uns nervös, gereizt, unkonzentriert, weniger leistungsfähig, in schlechterer Stimmung.

Eher organische Ursachen für eine Depression sind:

- eine möglicherweise erbliche Anfälligkeit des Botenstoffwechsels im Gehirn aufgrund des Hormonabfalls;
- eine Unterfunktion der Schilddrüse;
- eine belastende Geburt mit großen Eingriffen und starkem Blutverlust;
- Schmerzen allgemein (Wundschmerzen, Brustentzündung etc.);
- Schlafmangel.

Situationsmerkmale, die das Stimmungstief verursachen können

Ein Kaiserschnitt, ein geburtshilflicher Notfall oder eine schwere Geburt können durch die große körperliche Belastung zu schlechtem Befinden führen. Gravierender ist aber wahrscheinlich die seelische Belastung. Wenn das »Drehbuch der Geburt«, wie es sich die werdenden Eltern vorgestellt haben, plötzlich umgeschrieben werden muss, kann die Enttäuschung sehr groß sein. Dies passiert insbesondere, wenn eine Frau stundenlang

Wehen durchgestanden hat und am Ende die Geburt doch durch eine Schnittentbindung erfolgen muss. Da mag sie das Argument, dass es für ihre und ihres Kindes Gesundheit unumgänglich war, voll akzeptieren. Trotzdem fühlt sie sich um den Lohn ihrer Mühen gebracht. Außerdem hat sie zweierlei Schmerzen zu ertragen: die normalen Geburtswehen und danach die Wundbeschwerden, die in den ersten Tagen doch erheblich sind. Vielleicht fühlt sie sich auch um den kostbaren Moment betrogen, den ersten Schrei ihres Kindes miterlebt zu haben. Oder sie hadert mit sich, weil sie nicht geschafft hat, was Milliarden von Frauen konnten: ihr Kind auf »normalem« Wege zur Welt bringen. Im Buch »Kaiserschnitt: Narben an Seele und Bauch« von Theresia Maria de Jong und Gabriele Kemmler wird all dies einfühlsam behandelt und den enttäuschten Müttern Trost vermittelt.

In extremen Fällen kann es sogar zu einer »Posttraumatischen Belastungsstörung« durch einen dramatischen Geburtsverlauf kommen. Das bedeutet, dass die Frau diese Situation in Gedanken immer wieder erlebt, begleitet von heftiger Angst bis hin zu Panik, also einer starken körperlichen Angstreaktion mit Herzrasen, Brustbeklemmung, Schweißausbruch und einem Gefühl des absoluten Ausgeliefertseins. Auch können Albträume auftreten. Diese Störung muss selbstverständlich umgehend behandelt werden.

Nicht nur die Geburt, auch die vorangegangene Schwangerschaft kann enttäuschend verlaufen sein. In meiner langjährigen Arbeit an einer Uni-Frauenklinik betreute ich Frauen in der Schwangerschaft und nach der Geburt. Oft mussten werdende Mütter wegen vorzeitiger Wehen, Blutungen oder anderer Komplikationen Wochen lang ruhig liegen. Statt sich in Ruhe und im vertrauten Umfeld auf die Geburt einstimmen zu können, alles vorzubereiten, gewissermaßen das Nest zu bauen, lagen sie in einem Mehrbettzimmer, der ganzen Hektik des Krankenhausbetriebes und immer wiederkehrender Diagnostik (Ultraschall, CTG, Blutzuckertest usw.) ausgesetzt, oft auch durch die Ärzte eher beunruhigt als bestärkt. Eine dieser Frauen, die ich lange besucht hatte, traf ich einige Wochen nach der Geburt in der Stadt. Ihr und ihrem Baby ging es gut. Aber sie sagte: »Ich verarbeite das jetzt alles allmählich, aber die Schwangerschaft war die schlimmste Zeit meines Lebens!« Da ist es doch nicht verwunderlich, dass aus einer solchen Erfahrung auch Niedergeschlagenheit entstehen kann. Auch kann die Fixierung vieler Frauenärzte auf mögliche Risiken in der Schwangerschaft eine besorgte werdende Mutter weiter verunsichern. Drei Viertel unserer Schwangeren werden heute als »Risikoschwangere« eingestuft! Wenn einer Frau das gesunde Vertrauen in ihren Körper und ihre Fähigkeit, dieses Baby auszutragen und zur Welt zu bringen, abhanden kommt, ist der Boden bereitet für vermehrte Ängste auch nach der Geburt.

Trennungen von Mutter und Kind nach der Geburt sind auch schwer zu verkraften. Wenn das Kind erheblich zu früh zur Welt kommt oder krank ist, wird es sofort in eine Kinderklinik verlegt, oft weit entfernt von der Entbindungsabteilung. Es kann Tage dauern, bis die Mutter es zum ersten Mal sieht, und dann wahrscheinlich in einem Brutkasten, mit vielen Kabeln und Schläuchen angeschlossen an piepende und blinkende Monitore. Das hat so gar nichts mit ihren Erwartungen und Träumen zu tun! Selbst wenn alles gut geht und das Kind nach einiger Zeit gesund oder weitgehend gesund nach Hause entlassen werden kann, bleibt die Trauer, diese kostbaren ersten Tage oder Wochen verpasst zu haben.

Wohlgemerkt: Wir Menschen sind nicht so durch unsere Instinkte gesteuert, dass es nur ein kleines Zeitfenster gibt, in dem die Bindung zwischen Mutter/Eltern und ihrem Baby sich bilden muss. Selbstverständlich ist es der Idealfall, dass die kleine Familie in den ersten Tagen viel Zeit miteinander verbringt. Und viele Forschungsergebnisse der letzten Zeit belegen in ganz erstaunlichem Ausmaß, was da zwischen dem Winzling und seinen Eltern schon alles an gegenseitiger Einflussnahme und Kommunikation »läuft«. Aber wie gesagt, wir Menschen sind sehr lern- und anpassungsfähig, und manches Trauma aus den ersten Wochen kann nach und nach verarbeitet werden.

MERKE **Auch wenn durch Komplikationen bei der Geburt zunächst eine Trennung von Mutter und Säugling erforderlich ist, kann diese frühe Zeit der Bindung aneinander nachgeholt werden.**

Heute geht das Personal der Kinderkliniken auch viel sensibler mit diesen Fragen um als noch vor einer Generation und fördert, wo immer es geht, die Bindung zwischen den Eltern und dem Baby. Dazu noch ein Erfahrungsbericht:

BEISPIEL Elke, eine 42-jährige Schwangere: »Über die aktuelle Schwangerschaft mache ich mir nicht so viele Sorgen. Der Krümel ist schon in der 34. Woche; selbst wenn er jetzt käme, wäre das kein großes Problem. Bei meiner großen Tochter, die jetzt 21 ist, war das richtig schlimm für mich. Ich war ja ganz jung und unerfahren und fühlte mich total hilflos, als sie wegen einer Schwangerschaftsvergiftung in der 30. Woche geholt wurde und sofort auf die Neugeborenen-Intensivstation kam. Damals war nur jeden Abend eine Stunde Besuchszeit, und von Mutter-Kind-Bindung hatten die wohl auch noch nichts gehört. Ich konnte

Severine durch die Greiflöcher im Brutkasten ein bisschen streicheln und ansonsten den Schwestern zuschauen, wie sie mein Kind versorgten. Als ich sie nach sechs Wochen nach Hause bekam, wusste ich überhaupt nichts mit ihr anzufangen. Ich fühlte mich wie ein Stück Holz und traute mich kaum, sie aus dem Bettchen zu holen. Zum Glück hat mir meine Mutter sehr geholfen und mir alles gezeigt. Über die Jahre hat sich auch unsere Beziehung ganz gut entwickelt, und heute verstehen wir uns prima. Trotzdem – die Innigkeit wie bei meiner 19-jährigen Tochter Jasmin, bei der alles ganz problemlos lief, ist da nicht. Wir sind uns ein Stück weit fremder geblieben. Severine geht auch nicht so spontan auf die Menschen zu wie Jasmin. Sie hat ja auch am Anfang ihres Lebens allerhand zu verkraften gehabt.« ■

Alle diese Komplikationen rund um Schwangerschaft und Geburt, die Enttäuschung und Trauer, die dadurch ausgelöst werden, können zu länger andauernder Bedrückung führen, die in eine Depression münden kann. Wie eine Frau diese Schläge verarbeitet, liegt natürlich an ihrer Persönlichkeit und ihren bisherigen Lebenserfahrungen. Und vergessen wir nicht, dass es auch den Kindern, wie Severine, oft schwer gemacht wird und sie einen hürdenreichen Start ins Leben haben. Babys, die lange im Krankenhaus waren und dort ja auch durch Diagnostik und Therapie Schmerzen erdulden mussten, sind leichter reizbar und schwieriger zu behandeln. Oft haben sie einen leidenden Zug im Gesicht, der sie viel älter aussehen lässt als gleichaltrige unbeschwerte Kinder. Manche fangen noch nach Jahren an zu weinen, wenn sie nur einen weißen Kittel sehen; das kommt auch nicht von ungefähr.

Die Beziehung zu Ihrem Baby kann noch aus anderen Gründen kompliziert sein. Vergessen wir nicht, dass es ein gegenseitiger Anpassungs- und Lernprozess ist. Alle Menschen, die sich viel mit Säuglingen beschäftigen, bestätigen, dass diese Kleinen schon ganz verschiedene Persönlichkeiten haben. Da gibt es nervöse und ruhige, leicht ablenkbare und störrische, zufriedene und unzufriedene, vitale und empfindsame Kinder. Es liegt also gar nicht so ausschließlich an Ihnen, wenn die Beziehung schwierig ist. Und neben den schlechten Erfahrungen, die ein Baby z. B. durch einen Krankenhausaufenthalt gemacht hat, kann es andere Gründe geben, dass ihm das Leben (noch) nicht gut gefällt. Die Verdauungsbeschwerden, die viele Kinder vor allem am Anfang haben, die sogenannten Dreimonatskoliken, sind ein wichtiger Grund. Auch scheint bei einigen Babys die Aufnahmefähigkeit für die Reize aus ihrer Umgebung geringer zu sein; sie fühlen sich schneller überfordert und reagieren darauf mit Unlust und Schreien. Im Kapitel »Wie können wir lernen, einander zu verstehen?« werde ich das weiter ausführen.

MERKE **Der Aufbau einer Beziehung zu Ihrem Baby ist immer ein gegenseitiger Anpassungs- und Lernprozess, weil jedes Kind schon als Baby eine eigene Persönlichkeit hat.**

Die Ankunft des neuen Familienmitglieds ist auch für Sie als Paar eine erhebliche Umwälzung. Und auch wenn bereits ältere Geschwister da sind, muss das neue Gleichgewicht in der Familie erst einmal austariert werden. Diese Anpassungsleistung fordert alle Beteiligten. Auf der anderen Seite: In einer funktionierenden, vertrauensvollen Paarbeziehung zu leben, ist ein Schutzfaktor gegen Depressionen. Die frischgebackenen Väter können uns zaghaften Müttern mit ihrem Vaterstolz, ihrem Optimismus, ihrer zupackenden Art und ihrer – zugegeben! – oft nüchterneren

Sicht der Probleme richtig guttun. Aber selbst der gutwilligste, verständnisvollste Partner kann bei einer schwereren Gemütsstörung an seine Grenzen geraten. Dann ist Hilfe von außen angesagt.

Auch das Umfeld von Familie und Freunden ist sehr bedeutungsvoll. Im ersten Kapitel hatte ich schon angesprochen, wie schwer es heutzutage oft den Müttern gemacht wird, weil sie alles im Alleingang bewältigen müssen. Vielleicht wollen sie auch alles allein schaffen, weil sie ja auch sonst in ihrem Leben kompetent und tüchtig waren. Im Allgemeinen lässt sich aber sagen, dass die Hilfe von erfahrenen Frauen sehr willkommen ist, seien es Verwandte oder Freundinnen.

Eher seelische Ursachen für eine Depression sind:

- Enttäuschung über die Schwangerschaft oder die Geburt;
- Trennung von Mutter und Kind durch Frühgeburt oder Krankheit;
- ein unruhiges Kind, das viel schreit oder »schwierig« ist;
- mangelhafte Unterstützung durch den Vater des Kindes;
- wenig Hilfe aus dem Umfeld.

Ursachen für das Stimmungstief in der eigenen Persönlichkeit

Im letzten Abschnitt ist schon etwas angeklungen, das uns zu den möglichen Gründen für das Stimmungstief führt, die in Ihrer eigenen Person liegen – ohne dass damit in irgendeiner Weise eine Schuldzuweisung ausgedrückt werden soll. Kurz gesagt: Je fester die Vorstellungen und Pläne sind, die Sie vor der Geburt vom Leben mit Ihrem Kind entworfen haben, desto größer ist das Risiko, dass Sie enttäuscht werden, weil alles ganz anders als geplant ist. Dass es anders, weniger ideal, läuft, liegt ja, wie wir gesehen haben, an einer ganzen Reihe von Gründen, die wir gar nicht in der Hand haben. Mir fällt da immer das Sprichwort ein: »Jeder ist seines Glückes Schmied«. Die Einstellung, die dahinter steht, ist, dass wir mit ausreichender Vorbereitung und ganzem Einsatz unser Leben selbst im Griff haben. Das ist eine sehr moderne Vorstellung. Früher erlebten sich die Menschen viel mehr als Spielball des Schicksals oder höherer Mächte.

Damit will ich nicht ausdrücken, dass man einfach die Hände in den Schoß legen und ergeben abwarten soll, was kommt, nein! Aber der Umkehrschluss ist so schädlich, manchmal geradezu verhängnisvoll: »Wenn etwas schlecht läuft, bin ich selbst daran schuld.« Wenn Sie sich umschauen in der Welt, sehen Sie viele Beispiele dafür, dass Menschen vollkommen ohne eigene Verantwortung Schlimmes erleiden müssen. Sich selbst für alles die Schuld zu geben, ist sozusagen auch eine Art der Selbstüberschätzung.

Diese Neigung, sich für alles – vor allem das Negative – verantwortlich zu fühlen, hat ihre Wurzeln in den Botschaften, die uns unsere Eltern und andere Erziehungspersonen mitgegeben haben. Diese Botschaften werden selten wörtlich ausgesprochen, sondern zeigen sich eher im Verhalten. Erinnern Sie sich z. B. an eine Situation, in der Sie aus der Schule eine schlechte Klassenarbeit nach Hause gebracht haben und darüber selbst enttäuscht oder verärgert waren. Wie haben Ihre Eltern darauf reagiert, eher tröstend oder eher vorwurfsvoll und strafend?

Allgemein lässt sich sagen, dass wir in einer »Bestrafungskultur« leben. Wenn alles zufriedenstellend läuft, wird das nicht weiter beachtet. Nur Fehler werden kommentiert und kritisiert. Bei vielen meiner Klienten – mehr bei Frauen als bei Männern – beobachte ich, wie sie das für ihr Selbstbild übernommen haben, wie sie sich selbst »herunterputzen« und ihre positiven Seiten und ihre Erfolge kleinreden. Im Kapitel »Was sagen die ›Stimmen aus meiner Vergangenheit‹?« will ich diese Gedanken weiterführen.

Unser Perfektionismus, die Idee, alles nach unseren Vorstellungen gestalten zu können, führt uns in einer Umbruchssituation, die so viel Unerwartetes, Neues und auch Chaotisches enthält, an unsere Grenzen.

BEISPIEL Sabine, eine befreundete Hebamme, die viel Wochenbettnachsorge macht, erzählt: »Wenn ich zu einer Mutter komme und die Wohnung ist picobello aufgeräumt und sauber, macht mich das immer stutzig. Ich frage dann die Frau, ob sie etwa wegen mir alles so hergerichtet hat. Bestätigt sie mir das, ermuntere ich sie, sich doch nicht so unter Druck zu setzen. Ich bin selbst Mutter und habe genügend unaufgeräumte Wohnungen in meiner Arbeit erlebt. Wenn sie mir aber sagt, dass sie unabhängig von meinem Besuch alles immer in perfekter Ordnung haben will, werde ich erst recht hellhörig. Dann rede ich ihr eher gut zu, doch mehr an ihre eigenen Bedürfnisse zu denken, genügend zu schlafen und auch sonst Ruhepausen einzulegen. Immerhin hat sie gerade ein Baby geboren und sollte sich schonen! – Das Umgekehrte gibt's natürlich auch, das komplette Chaos, wo ich nur über Berge von Wäsche und anderen Sachen steige und mir einen Stuhl erst freiräumen muss. Da frage ich dann eher, ob nicht mal eine Verwandte oder Freundin der Mutter zur Hand gehen könnte.« ■

Wenn Sie sehr hohe Anforderungen an sich selbst haben: an Ihr Organisationstalent, Ihre Belastbarkeit, Ihre Flexibilität, Ihre Stimmung, Ihre Fähigkeit zu sozialen Kontakten, Ihr Aussehen – finden Sie sich damit ab, dass das alles in der ersten Zeit nach der Geburt nicht wie erwartet funktioniert. Seien Sie ein wenig nachsichtiger mit sich und fragen Sie gelegentlich mal gute Freundinnen mit älteren Kindern, wie es ihnen in der ersten Zeit ergangen ist – Sie werden ähnliche Erfahrungen zu hören bekommen.

Wie gut Sie mit den erheblichen Veränderungen durch die Ankunft des Kindes umgehen können, hängt natürlich auch davon ab, ob Sie insgesamt eher optimistisch oder pessimistisch eingestellt sind. Das wiederum hat seine Wurzeln in Ihren bisherigen Lebenserfahrungen und lässt sich nicht einfach umpolen. Ob das Glas eher halb voll oder halb leer ist, hängt von unserer Sichtweise ab. Im Kapitel »Wie komme ich aus der Abwärtsspirale heraus?« will ich Ihnen dazu einige Anregungen aus der kognitiven Verhaltenstherapie vermitteln. Das ist eine Therapierichtung, die darauf abzielt, unsere Sicht der Dinge zu verändern und sogenannte »irrationale Glaubenssätze« auf den Prüfstand zu stellen. Bei einer schwereren Depression wird es Ihnen allerdings nicht gelingen, sich gewissermaßen »am eigenen Schopf aus dem Sumpf zu ziehen«. Dann brauchen Sie professionelle Hilfe.

TIPP **Die Ankunft eines Kindes führt zu erheblichen Veränderungen in Ihrem Alltag. Seien Sie nachsichtig mit sich selbst und versuchen Sie Ihren Perfektionismus zu überwinden.**

Das Risiko, eine postpartale Depression zu erleiden, ist verständlicherweise erhöht, wenn Sie schon bei einer vorangegangenen Geburt in einen solchen Zustand geraten sind oder wenn Sie zu einem anderen Zeitpunkt in Ihrem Leben an einer Depression gelitten haben. Vielleicht waren Sie auch in der Schwangerschaft schon depressiv. Auch hier gibt es meistens mehr als einen Auslöser für diese Gemütsstörung. Keineswegs sollten Sie schicksalsergeben abwarten, bis es wieder so weit ist! Im Gegenteil: Vielleicht erkennen Sie in der Rückschau klarer, an welchen Punkten die Entwicklung schiefgelaufen ist und können mit der Erfahrung im Rücken auch Vorsorge treffen.

Ursachen, die ihre Wurzeln eher in Ihrer Persönlichkeit haben, sind:

- Neigung, sich für alles verantwortlich zu fühlen oder die Schuld zu geben;
- ein starkes Bedürfnis, die Dinge zu kontrollieren, Perfektionismus;
- eine pessimistische Grundeinstellung.

Ursachen für das Stimmungstief in äußeren und gesellschaftlichen Umständen

Wenn wir uns fragen, wie wir in eine so schlechte Stimmung geraten sind, spielen auch die äußeren Umstände eine wichtige Rolle. Vor allem bei der Geburt des ersten Kindes ist die Umstellung Ihres Lebens radikal. Vorher waren Sie höchstwahrscheinlich berufstätig, verdienten Ihr eigenes Gehalt, kamen am Arbeitsplatz unter Menschen, erfuhren Anerkennung für Ihre Arbeit. Plötzlich ist das alles erst einmal weggefallen. Sie haben weniger Kontakte, weniger Anerkennung und weniger Geld. Die Tätigkeiten mit einem Baby und in einem Haushalt sind relativ eintönig. Und weil Ihr Kind Ihnen immer wieder Ihre Vorhaben, die Sie heute erledigen wollten, »kaputt macht«, fragen Sie sich am Ende des Tages vielleicht wirklich: »Was habe ich heute eigentlich überhaupt geschafft?« Das ist frustrierend und schwächt das Selbstbewusstsein.

Leider findet die Familienarbeit auch in unserer Gesellschaft zu wenig Anerkennung. Der Wert eines Menschen wird viel zu sehr an dem bemessen, was er beruflich macht und wie viel Geld er dafür bekommt. Als meine Kinder klein waren, hatte ich einen Lehrauftrag an einer Hochschule. Ein anderer Dozent fragte mich, was ich hauptberuflich machen würde. Auf meine Antwort: »Ich bin Hausfrau und habe zwei kleine Kinder« entgegnete er: »Ja, meine Frau arbeitet auch seit zwei Jahren nicht mehr.« Ich hätte gewalttätig werden können! Aber so ist leider oft die Einstellung, und wir Frauen übernehmen sie dann sogar noch. Dahingegen empfinde ich den Werbeslogan: »Ich organisiere ein funktionierendes kleines Familienunternehmen« als sehr wohltuend. Hängen Sie sich diesen Satz an Ihre Pinnwand oder an die Kühlschranktür. Es werden Zeiten kommen, in denen er wirklich stimmt – versprochen!

Allgemeine und gesellschaftliche Ursachen sind:

- radikaler Umbruch Ihrer Lebensumstände, vor allem beim ersten Kind;
- durch die zeitweise Aufgabe der Berufstätigkeit Verlust an Anerkennung, Kontakten und Geld;
- Geringschätzung der Familienarbeit in der Gesellschaft;
- keine geregelten Arbeitszeiten, Gefühl, ständig im Dienst zu sein.

Eine der belastendsten Eigenschaften der Familienarbeit ist, dass Sie faktisch immer im Dienst sind. Berufliche Aufgaben, auch wenn sie stark beanspruchend waren, konnten Sie irgendwann beiseite schieben und Ihre Freizeit genießen. Jetzt gibt es kein Abschalten mehr. Selbst wenn Ihr Partner oder eine andere helfende Person Ihnen den Rücken für eigene Aktivitäten freihalten, werden Sie, zumindest solange Sie in Hörweite Ihres Babys sind, sich nicht wirklich unbeschwert fühlen können. Besser ist es, wenn Sie außer Haus gehen. Regelmäßig eine Auszeit zu haben, in der Sie Ihre Batterien wieder einmal aufladen können, ist sehr wichtig. Darüber mehr im Kapitel »Was tut mir gut?«.

Auch gegen die Einsamkeit, das Gefühl, dass Ihnen in Ihrer Wohnung die Decke auf den Kopf fällt, können und müssen Sie etwas tun. »Netzwerke bilden« ist eine wirksame Hilfe und eine Vorbeugung gegen einen tieferen Absturz.

Das Wichtigste aus diesem Kapitel:

Meist sind bei der Entstehung einer Depression mehrere Faktoren im Spiel, die sich gegenseitig bedingen und verstärken können.

Eine Entgleisung des Botenstoffwechsels im Gehirn, die durch den hormonellen Umbruch nach der Geburt angestoßen wird, kann ein organischer Auslöser sein.

Eine enttäuschend verlaufene Schwangerschaft, Geburt oder Wochenbettzeit und gegenseitige Anpassungsschwierigkeiten von Eltern und Kind bereiten der Depression den Boden.

Die Neigung zu Perfektionismus, Selbstbeschuldigung und Pessimismus verstärkt sie.

Der große Rollenwechsel und die Geringschätzung der neuen Rolle als »Familienfrau« und mangelhafte Unterstützung tun ein Übriges.

Ich hoffe, dass Sie bis jetzt schon festgestellt haben, dass Sie mit Ihren Problemen nicht alleinstehen, dass es vielen frischgebackenen Müttern genauso geht wie Ihnen. Es ist ein weitverbreiteter Irrglaube, dass der Mutterinstinkt, der nach der Geburt und teilweise schon in der Schwangerschaft erwacht, Sie befähigt, alle anfallenden Aufgaben mit traumwandlerischer Sicherheit zu erledigen und allen Schwierigkeiten »einfach so« gewachsen zu sein. Daraus schließen viele Frauen, wenn sie mit ihrem Baby und mit der Anpassung an die geänderte Lebenssituation Probleme haben, dass sie eine »schlechte Mutter« sind. Aber die Erfahrung spielt eine so wesentliche Rolle. Nicht nur wir Menschen, sondern auch unsere Verwandten im Tierreich sind bei der Aufzucht des Nachwuchses auf Lernen am Beispiel von anderen angewiesen. Dies hat eine Forschergruppe um Harry Harlow schon vor Jahrzehnten bei Rhesusaffen herausgefunden. Äffinnen, die nach der Geburt von ihrer Mutter getrennt worden waren und auch in ihrer Entwicklung nicht das Beispiel anderer Mütter vor Augen hatten, waren als Erwachsene völlig unfähig, ihre Kinder zu versorgen. Die Kleinen wären ohne das Eingreifen der Menschen verhungert.

Diese Tatsache, dass wir das Mutter- (und Vater-!)sein in einem längeren Prozess erlernen müssen, sollte uns einfach ermutigen, selbst wenn in den ersten Tagen und Wochen Schwierigkeiten auftreten. Die Rolle des Mutterinstinktes müssen wir uns eher so vorstellen, dass er eine sehr große emotionale Empfänglichkeit und Bereitschaft ist, sich auf diesen neugeborenen Menschen einzulassen, im Kontakt mit ihm herauszufinden, was beiden Seiten guttut. Und der Mutterinstinkt befähigt uns auch, all diese Anstrengungen und Mühen über viele Jahre auf uns zu nehmen, bis unsere Kinder zunehmend eigenständig werden und selbst ihre Schritte ins Leben machen.

Wie stark das Instinktive, das Körperliche, das Gefühlsmäßige und das Lernen miteinander verbunden sind, sieht man z. B. beim Stillen. Das Hormon Oxytocin ist verantwortlich dafür, dass die Milch, die in den Brustdrüsen gebildet worden ist, durch die Brustwarze austritt, wenn das Baby sie mit seinen Saugbewegungen anregt. Oxytocin ist aber nicht nur ein Hormon, das auf körperliche Reizung reagiert. Es ist auch das »Schmuse-« oder »Zärtlichkeits«-Hormon. Wenn wir uns liebevoll einem anderen Menschen zuwenden, wird es vermehrt ausgeschüttet. Also verstärkt es in einem positiven Kreislauf die zärtlichen Gefühle, die wir gegenüber unserem Baby empfinden, wenn sich die Stillbeziehung harmonisch gestaltet. Diese Abfolge von Zuwendung, Milchausschüttung und Befriedigung beider Seiten, Mutter und Kind, wird sich mit zunehmender Erfahrung immer besser einspielen. Das Lernen spielt dabei eine so wichtige Rolle, dass die Milch im Laufe der Zeit immer leichter fließt. Bei erfahrenen Stillmüttern reicht es schon, ihr schreiendes Kind aus der Ferne zu hören, um die Milch austreten zu lassen!

Es ist klar, dass Verunsicherung, Selbstzweifel, Stress in jeder Form – durch Schmerzen, ein irritiertes, schwer zufriedenzustellendes Kind, ein skeptisches und demotivierendes Umfeld – diesen empfindlichen Kreislauf sehr stören können. Ich kann Ihnen nur raten, bei Schwierigkeiten, gleich welcher Art, nicht zu lange zu warten, sondern sich Ermutigung, Anleitung und Unterstützung durch Ihre Hebamme, eine Stillberaterin oder auch eine stillerfahrene Freundin zu holen.

MERKE **Der Mutterinstinkt verleiht uns nicht automatisch alle Fähigkeiten als Mutter, aber er hilft uns beim Lernen.**

Auf gar keinen Fall soll durch diese Ausführungen ein neuer Drang nach Perfektion aufgebaut werden. Wenn Sie sich dazu entschließen, nicht zu stillen oder bald abzustillen, werden Sie Ihre guten Gründe dafür haben. Sie sind deshalb keine »schlechtere Mutter«. Nähe, Zärtlichkeit und Körperkontakt zu Ihrem Baby können auch bei Flaschenernährung gepflegt werden. Im Kapitel »Soll ich das Stillen aufgeben?« wird es auch darum gehen, dass für manche Mütter das längerfristige Stillen eine solche Bürde wird, dass sie sich durch das Abstillen entlasten und damit auch der Beziehung zu ihrem Baby einen Gefallen tun können.

Viele Mütter beschreiben, wie sie sich in den ersten Monaten nach der Geburt durch das ständige Da-Sein für ihr Baby ausgelaugt fühlen. Sie lieben ihr Kind, ja, und sie wollen auch alles tun, damit es ihm gut geht und es sich gut entwickelt, aber das immerwährende Geben von Milch, Fürsorge, Zeit und Energie, das Zurückstellen der eigenen Bedürfnisse über einen so langen Zeitraum erschöpft sie, macht sie auch unzufrieden. Die schönen Erlebnisse mit dem Baby können für manches entschädigen. Und trotzdem: Es ist sehr wichtig, dass Sie Ihre eigenen Batterien aufladen, dass Sie auch unabhängig von Ihrem Kind etwas bekommen, das Ihr Wohlbefinden aufbaut. Und das muss keinen großen Aufwand verursachen. Zwischendurch auch mal an Ihre eigenen Bedürfnisse zu denken, stempelt Sie nicht zur Egoistin. Schon in der Bibel steht, in großer Weisheit: »Liebe deinen Nächsten wie dich selbst«! Im Kapitel »Was tut mir gut?« sollen Sie angeregt werden herauszufinden, wie Sie sich selbst etwas Gutes tun oder von anderen bekommen können.

MERKE Sie können nicht unaufhörlich geben, ohne sich selbst auch etwas zu gönnen.

Ein weiterer Schritt zur Verbesserung Ihres Zustandes ist, überhaupt einmal im Einzelnen herauszufinden, was in Ihrem täglichen Leben genau die Quellen der Belastung sind, und durch welche Umstände Sie auch Freude und Befriedigung erleben können. Dazu hilft es, einmal einige Tage lang (drei bis vier müssten reichen) ein Protokoll zu führen. Es sollte normale Wochentage enthalten und auch das Wochenende. Anders gesagt: Tage, die Sie im Wesentlichen allein bewältigen müssen, und Tage, in denen Sie Beistand haben, z. B. weil Ihr Partner zu Hause ist oder jemand anderes, wie etwa Ihre Mutter, Ihnen hilft.

Im Anhang finden Sie ein solches Protokollblatt, das Sie sich kopieren und eventuell vergrößern können. Die Idee, die dahintersteht, ist folgende: Schlechte Stimmung bis hin zur Depression kann entstehen, wenn in Ihrem Leben wichtige Belohnungen wegfallen (»Verstärker« nennt sie die Psychologie). Wir hatten ja schon festgestellt, dass mit dem Wechsel aus der Berufstätigkeit in die Familienarbeit erst einmal viele Verstärker verschwinden: Ihr Gehalt, die Kontakte am Arbeitsplatz, Anerkennung für Ihre Arbeit, auch interessante Fragestellungen, die Sie vielleicht angespornt und Ihnen Freude gemacht haben. Was Sie dafür eintauschen, ist die Liebe zu Ihrem Baby, die Freude, wenn es sich gut entwickelt, das Glück, wenn es Sie anlächelt oder Sie mit ihm spielen. Zufriedene Mütter sagen dann wahrscheinlich: »Das alles ist mir mehr wert als das, was ich vorher hatte!«

Aber wenn sich Ihr Hineinwachsen in die neue Rolle aus den vielen Gründen, die wir schon dargestellt haben, nicht so problemlos gestaltet, fehlt Ihnen die Belohnung für Ihre Mühen. Wenn die Stimmung sich aber erst einmal eingetrübt hat, neigt man auch dazu, das, was es an erfreulichen Erlebnissen gab, weniger wahrzunehmen. Dazu dient das Protokollführen: das Erfreuliche aus jedem Tag »herauszukitzeln« und, wenn irgend möglich, solche positiven Situationen bewusster aufzusuchen und häufiger zu erleben.

Sie sollten also etwa alle zwei Stunden einen Augenblick innehalten, die Aktivitäten oder Ereignisse dieses Zeitraums stichpunktartig notieren und zu jeder einzelnen Ausführung ein Emoticon, einen »Smiley«, ankreuzen. Nun sind diese fünf Smileys nur nach den Bezeichnungen »bedrückt – etwas bedrückt – weder, noch – etwas froh – froh« sortiert. Wenn Sie andere Gefühle erlebt haben, z. B. Ärger, kreuzen Sie den für die Situation am besten passenden Smiley an, aber notieren Sie auch das spezielle Gefühl. Am Ende des Tages betrachten Sie dann Ihr Protokoll und erkennen, in welchen Situationen Sie sich besser oder schlechter gefühlt haben. Vielleicht fällt Ihnen dann auch schon ein regelmäßiger Tagesverlauf auf. Schauen Sie ihn sich genau an. Häufig werden Babys zum Abend hin unruhiger und schreien mehr. Wenn Ihre Hilflosigkeit oder Ihr Frust sich in Ihrem eigenen schlechteren Befinden widerspiegeln, sollten Sie vor allem das Kapitel »Wie können wir lernen, einander zu verstehen?« nachlesen. Bei einem ausgeprägteren Stimmungstief am Morgen und einer Besserung über den Tag hinweg liegt die Vermutung nahe, dass Sie eine Depression mit teilweise organischer Ursache haben, die möglicherweise auch mit Medikamenten behandelt werden muss. Dann ist eher das Kapitel »Können mir Medikamente helfen?« angesagt.

Allgemein können Sie aus Ihren Aufzeichnungen erkennen, welche Aktivitäten oder Situationen eher förderlich für Ihre Stimmung sind und welche sie verschlechtern. Dann versuchen Sie, das, was Ihnen guttut, häufiger oder stärker zu machen. Zum Beispiel führt Bewegung fast immer zu einer Stimmungsaufhellung, und die Kinder sind auch, wenn sie im Kinderwagen oder Tragesitz an die frische Luft kommen, zufriedener.

Wenn an mehreren Tagen die bedrückten Emoticons überwiegen und Sie keine oder fast keine lächelnden oder lachenden Emoticons finden konnten, geht es Ihnen so schlecht, dass Sie unmittelbar Hilfe brauchen. Dann zögern Sie nicht und suchen Sie Hilfe bei einem Arzt, dem Sie vertrauen, einer Beratungsstelle oder auf den Websites der Selbsthilfeorganisationen (s. Anhang).

TIPP Führen Sie ein Tagesprotokoll, um mehr über Ihr Befinden herauszufinden.

Im Anhang finden Sie außer dem leeren Formular ein ausgefülltes Beispiel. Aus diesem ersehen Sie, dass Sie auch die Nachtzeit beurteilen sollten. Wenn die Qualität Ihres Schlafes sehr vermindert ist, Sie also nach Störungen schwer wieder einschlafen, obwohl Sie eigentlich müde und zerschlagen sind, oder auch von sich aus häufiger aufwachen und nicht wieder einschlafen können, ist auch das ein Zeichen für eine Depression.

Das Wichtigste aus diesem Kapitel:

Das Hineinwachsen in die Mutterrolle wird durch den Mutterinstinkt, die große emotionale Aufnahmebereitschaft nach der Geburt, sehr erleichtert, aber es ist im Wesentlichen ein Lernprozess.

Ein Beispiel dafür ist das Stillen, bei dem Instinktives, Körperliches, Seelisches und Erlerntes ineinander verwoben sind.

Viele Mütter fühlen sich in den ersten Monaten durch das ständige Da-Sein für ihr Baby regelrecht ausgelaugt. Es ist wesentlich, auch die eigenen Batterien regelmäßig aufzuladen.

Durch die Betrachtung einiger typischer Tagesabläufe können Sie herausfinden, welches die belastenden und welches die entlastenden Situationen in Ihrem Alltag sind. Dazu führen Sie ein paar Tage lang ein Protokoll mit Emoticons, »Smileys«.

Dieses Kapitel will Ihnen ein paar Anregungen geben, wie Sie sich in der anstrengenden Zeit mit einem kleinen Kind Ihren »Arbeitsplatz Familie« etwas unkomplizierter und stressärmer gestalten können. Es kann natürlich keinen allgemeinen Ratgeber für Säuglingspflege ersetzen und sicherlich keinen Crashkurs in Haushaltsführung unter erschwerten Umständen. Ich habe einfach eine Reihe von Tipps gesammelt, die anderen Frauen und mir in der ersten Zeit mit einem Baby geholfen haben. Wenn Ihre Depression schon so schwerwiegend ist, dass Sie sich kaum zum Allernötigsten aufraffen können, sind diese Tipps wahrscheinlich nicht mehr so hilfreich für Sie. Dann brauchen Sie Unterstützung von außen, durch Familienangehörige, Freunde oder eine Haushaltshilfe.

Die Baby-Ausstattung

Am Anfang steht erst einmal die Analyse der Geräte und Möbel, die Sie für Ihr Kind angeschafft haben oder anschaffen wollen. Nicht alles, was gut aussieht, erweist sich im Nachhinein als besonders praktisch.

Als Schlafplatz für das Baby ist ein Körbchen oder Stubenwagen in den ersten Monaten besser als ein richtiges Bett. Viele Neugeborene fühlen sich in einem zu großen Bett regelrecht verloren. Sie wollen Begrenzungen um sich spüren, wie sie es aus den letzten Wochen im Mutterleib kennen. Polstern Sie den Schlafplatz zu einem richtigen Nest aus – natürlich nicht so, dass das Baby durch lose Kissen etwa in seiner Atmung behindert wird. Lammfelle und andere sehr wärmende Unterlagen sollten

Sie aus dem Bett verbannen. Neuere Forschungsergebnisse zum »plötzlichen Kindstod« zeigen, dass Überwärmung einen Risikofaktor darstellt. Am besten sind ein flaches festes Kissen und ein gesteppter wattierter Schlafsack ohne weitere Zudecken.

So hübsch eine einheitliche Einrichtung des Kinderzimmers mit Bett, Schrank und Wickelkommode auch sein mag: Am praktischsten ist es, wenn Sie den Wickelplatz als Aufsatz auf der Badewanne anbringen. Im Bad ist es immer gut geheizt, und Sie haben direkt fließendes Wasser zur Hand. Viele Fabrikate haben eine integrierte, herausziehbare Babybadewanne unter der Auflage. In einem kleinen Regal über der Badewanne können Sie Pflege- und Reinigungsmittel, Windeln und Reservewäsche unterbringen. So müssen Sie Ihr Kind keine Sekunde aus den Augen lassen, solange es auf der Unterlage liegt. Lassen Sie auch ein Neugeborenes niemals allein dort! Notfalls legen Sie es auf dem Boden ab.

Viele Babys lieben das Baden, manche hassen es aber auch. Es gibt keine Notwendigkeit, Ihr Kind täglich zu baden. Waschen erfüllt genauso seinen Zweck, und ein üppiger Haarschopf ist meist ohnehin nicht vorhanden.

Beim Transport Ihres Kindes sollten Sie besonders gut abwägen, ob eine schicke »Großkutsche«, also ein großer Kinderwagen, wirklich Ihren Bedürfnissen entspricht. Wenn Sie Treppen überwinden und häufiger Busse oder Bahnen benutzen müssen, sind Sie mit einem handlichen Gefährt, das von einer Person allein getragen werden kann, viel besser dran.

Auch eine Tragehilfe oder ein Tragetuch hat viele Vorteile. Sie können Ihr Baby bei sich haben, während Sie andere Arbeiten erledigen. Die meisten Kinder sind ruhiger und zufriedener, wenn sie das erfahren, was sie bereits aus der Zeit im Mutterleib kennen: den Körperkontakt, das Schaukeln, die Wärme, den Herzschlag. Die Fabrikate, die heute auf dem Markt sind, erfüllen auch in ihrer Mehrzahl die Anforderungen, die Kinderärzte an die Stützung der Wirbelsäule und des Kopfes und an die Spreizung der Beinchen stellen. Wenn Ihr Baby in einigen Monaten lebhafter wird, mehr umherschauen und sich bewegen will, kann es dann direkt in einen Buggy »umziehen«.

Das Tragen des Neugeborenen hat aber eine Bedeutung, die über die praktische Seite weit hinausgeht. Bei unseren nächsten Verwandten im Tierreich, den Menschenaffen, können wir beobachten, wie die Kinder sich viele Monate lang im Fell ihrer Mutter festkrallen und nie von ihr getrennt sind. Der starke Greifreflex, den unsere Kleinen haben, ist noch ein Überbleibsel davon, wenn wir auch kein Fell mehr haben. Auch bei den sogenannten »primitiven« Völkern dieser Erde tragen die Mütter ihre Kinder meist bei sich. Viele Forschungsergebnisse belegen, dass häufig getragene Babys nicht nur deutlich weniger schreien, sondern dass die Stimulierung ihres Berührungs- und Gleichgewichtssinnes auch ihrer Entwicklung guttut. Außerdem wird die Trennung von Mutter und Kind, deren entscheidender Einschnitt die Geburt ist, so abgemildert. Und Ihr Baby kann selbst bestimmen, wann es erste Schritte in seine Selbstständigkeit machen will. Es gibt nichts, was für seine gesunde seelische Entwicklung wesentlicher ist, als das Urvertrauen, das es durch die Erfahrung von Geborgenheit aufbauen kann.

Allgemein können Sie darauf setzen, dass Ihr Kind durch das beruhigt wird, was es aus seinen Erfahrungen vor der Geburt, im Mutterleib, wiedererkennt. Wir sollten uns nicht vorstellen, dass ein Baby im Mutterleib die Geräusche der Außenwelt glasklar hört; alles ist etwas abgedämpft, und vor allem hohe Töne kommen nicht recht durch. Aber es erkennt die Stimmen der Mutter und anderer Familienangehöriger, das ist nachgewiesen. Musik, die in der Schwangerschaft gehört wurde, und andere regelmäßig wiederkehrende Geräusche werden zum Signal für Vertrautheit und können es so besänftigen. Ein kurioses Beispiel hierfür: Eine Frau, die vor der Geburt an einem lärmigen gewerblichen Arbeitsplatz beschäftigt gewesen war, berichtete, dass ihr Baby am besten einschlief, wenn der Staubsauger brummte!

Das leichte Schwingen, das das Kind im Mutterleib durch die Bewegungen seiner Mutter erlebte, kann durch Schaukeln imitiert werden. Nicht umsonst sind Wiegen und hängende Bettchen seit Urzeiten der Menschheit bekannt. Heutzutage packen manche Eltern ihr Baby, wenn es schreit und sich gar nicht beruhigen will, ins Auto und fahren ein paar Runden um den Block. Außer der Bewegung haben offenbar auch das tiefe Brummen und die Vibrationen, die es ja schon kennt, einen beruhigenden Einfluss.

Spielzeug braucht Ihr Kind in den ersten Wochen eigentlich gar nicht. Schön ist eine Spieluhr, die es vielleicht auch schon aus der Schwangerschaft kennt. Sie kann, wie wir noch sehen werden, in ein abendliches Einschlafritual eingebaut werden. Schnuller oder »Beruhigungssauger« kannte man schon im alten Ägypten, wie Ausgrabungen zeigten. Saugen hilft dem Baby, Spannungen, die sich in ihm aufgebaut haben, abzureagieren. Manche nuckeln an einem Tuch oder auch am Daumen – was wegen der Verformung des Kiefers nicht so erwünscht ist. Bieten Sie Ihrem Kind lieber einen Schnuller an. Wegen des möglichen Austritts von Schadstoffen sollten Sie diesen vor Gebrauch auskochen. Wenn es entspannt schläft und nicht mehr nuckelt, können Sie den Schnuller aus dem Mund nehmen.

Ein paar Worte: Wenn Sie stillen, werden Sie besonderen Wert auf eine gesunde, ausgewogene Ernährung legen. Sie müssen aber selbst ausprobieren, was Ihr Baby davon verträgt. Nicht nur Genussgifte wie Nikotin und Koffein, sondern auch viele Aromastoffe und ätherische Öle gehen in die Muttermilch über. Auf blähendes Gemüse wie Kohl, Zwiebelpflanzen und Hülsenfrüchte reagieren viele Kinder mit Bauchweh. Zitrusfrüchte können sie wund im Windelbereich machen. Eine Laktose-Intoleranz, also die Unfähigkeit, den Milchzucker zu verdauen, kann bei mit der Flasche ernährten Babys zu Koliken führen: Wenige Minuten nach dem Trinken fangen sie an, sehr unruhig zu werden, schreien und ziehen dabei in typischer Weise die Beinchen an den Bauch, weil sie so etwas Erleichterung erfahren. Dies kann sogar bei gestillten Babys vorkommen, wenn ihre Mutter selbst reichlich Kuhmilch trinkt.

Vielleicht haben Sie in den ersten Wochen Probleme, etwas Anständiges zu kochen, weil Ihr Baby Sie so in Anspruch nimmt. Kochen Sie immer doppelte Portionen und frieren Sie die Hälfte ein für einen Tag, an dem Sie nicht genügend Zeit haben. Verwenden Sie Tiefkühlgemüse; Sie sparen sich die Putzarbeit, und das Gemüse ist sogar meist der Frischware im Vitamingehalt überlegen. Ein Tipp für einen Grundstock an schnellen Mahlzeiten: Braten Sie Gehacktes in einer Pfanne bröselig an, gießen Sie dann mit etwas Brühe auf und garen darin tiefgefrorenes Misch- oder Suppengemüse. Frieren Sie die Mischung dann in der gewünschten Portionsgröße ein und ergänzen Sie diese bei Bedarf: mit mehr Brühe und Suppeneinlagen (Reis, Nudeln oder Kartoffeln) zu einer Gemüsesuppe oder mit passierten Tomaten, Nudeln und Parmesankäse zu Nudeln Bolognese.

Der Haushalt

Die Wäsche in einem Haushalt mit Baby will kein Ende nehmen. Das leidige Bügeln können Sie sich weitgehend ersparen, wenn Sie alle Oberbekleidung nach dem Waschen sorgfältig glatt streichen, in Form ziehen und auf Drahtbügel (aus der Reinigung) luftig aufhängen, am besten ins Freie. Entscheidend für die Schnelligkeit des Trockenvorgangs ist übrigens weniger die Temperatur als der Wind und die Trockenheit der Luft. Beim Trocknen in geschlossenen Räumen hilft es sehr, einen Ventilator dazu aufzustellen. Dann aber regelmäßiges Stoßlüften nicht vergessen.

Wahrscheinlich erkennen Sie auch schnell, welche Kleidungsstücke Ihres Kindes wirklich praktisch sind. Viele Babys, die leicht spucken, sollten beim Wickeln und Umkleiden möglichst wenig hin und her bewegt werden. Dann bewähren sich vorn zu öffnende Hemdchen im Wickelschnitt, Oberteile mit möglichst großen Öffnungen sowie Bodys und Strampler, die sich im Schritt aufknöpfen lassen.

Um die Wohnung schnell mal zwischendurch zu reinigen, ist ein leichter Handstaubsauger praktisch, mit dem man kleine Malheure, wie Krümel, verschüttetes Kaffeepulver oder trockenen Straßenschmutz, schnell beseitigt. Das Gleiche erreicht man bei feuchtem Schmutz mit einem Wischmop. An Reinigungsmitteln brauchen Sie eigentlich nur einen Allzweckreiniger, Scheuermilch, Zitronen- oder Essigessenz und eventuell zum Reinigen schwer zugänglicher Stellen Wasserstoffsuperoxid (z. B. in Reinigungstabs für Zahnprothesen!). Desinfektionsmittel oder Reinigungsmittel mit desinfizierenden Zusätzen sind für den normalen Haushalt nicht nur überflüssig, sondern sogar schädlich, so Professor Franz Daschner, Experte für Umweltmedizin und Krankenhaushygiene aus Freiburg. Gerade kleine Kinder sind durch sie gefährdet. Sie bauen keinen gesunden Immunschutz auf, ihr Körper wird zu wenig von nützlichen Bakterien besiedelt, und sie werden außerdem anfälliger für Allergien.

Manche Arbeiten im Haushalt, die Ihnen besonders lästig oder unangenehm sind, übernimmt vielleicht in den ersten Wochen und Monaten eine »gute Fee« aus Ihrem Umfeld. Die meisten Menschen sind gern bereit zu helfen, wenn man ihnen genau sagt, »was« und »wie viel«. Die nette ältere Nachbarin, die sich mit Ihnen über den Nachwuchs freut, würde Ihnen vielleicht gerne etwas Bügelwäsche abnehmen.

Die Organisation von Kontakten

Spätestens jetzt sollten Sie in Ihrem und im Interesse Ihres Babys anfangen, »egoistischer« zu werden. Wer sagt überhaupt, dass die ganze Verwandtschaft und der komplette Freundeskreis in den ersten Wochen bei Ihnen aufkreuzen müssen, um das Neugeborene zu besichtigen? Manche jungen Mütter kommen überhaupt nicht zur Ruhe, weil ständig jemand vor der Tür steht. Fragen Sie sich, welche Besucher Ihnen wirklich Freude machen und guttun. Die anderen sollten Sie auf einen späteren Zeitpunkt vertrösten. Auch sollten Sie keinen großen Aufwand mit der Bewirtung betreiben. Was halten Sie davon, wenn Ihre Gäste statt dem x-ten Blumenstrauß oder Strampelanzug selbst etwas zum Essen mitbringen? Drücken Sie auch einmal einem Besucher den Staubsauger in die Hand, wenn es nötig ist!

Ein paar Anregungen für Alleinerziehende

Mehr noch als Frauen, die in einer funktionierenden Zweierbeziehung leben, sind alleinerziehende Frauen auf Unterstützung durch andere angewiesen. Nehmen Sie Hilfen aus Ihrem familiären Umfeld an. Versuchen Sie, über die Kontakte, die Sie schon in der Schwangerschaft geknüpft haben, über Mütterzentren, Familienbildungsstätten oder über Ihre Hebamme, ein Netzwerk aufzubauen. Sprechen Sie sich mit anderen Müttern ab.

Sie könnten z. B. einen Babysitterdienst auf Gegenseitigkeit aufziehen, sodass Sie zumindest mal ungestört einen Termin wahrnehmen können oder auch etwas Freizeit für sich allein haben. Sie könnten umschichtig die Mittagsmahlzeit zubereiten. Oder Sie treffen sich zum gemeinsamen Spazierengehen und Austausch. Die Möglichkeiten sind vielfältig; Sie wissen selbst am besten, was Sie brauchen.

Im Anhang finden Sie noch einige hilfreiche Adressen und Websites von Institutionen, die sich speziell um alleinerziehende Mütter kümmern. Wie gesagt, für Ihren Mut, ein Kind allein zu bekommen und zu versorgen, haben Sie jedes Anrecht auf Unterstützung!

Das Wichtigste aus diesem Kapitel:

Tipps von anderen Müttern und mir sollen Ihnen Hilfestellung geben, wie Sie sich an Ihrem »Arbeitsplatz Familie« etwas entlasten können.

Nicht alles an Babyausstattung, was gut aussieht, ist wirklich praktisch.
Spätestens jetzt sollten Sie anfangen, sich an Ihren Bedürfnissen und denen Ihres Babys zu orientieren.
Lassen Sie sich von Verwandten, Freunden und Nachbarn, die zu Besuch kommen, helfen: Geben Sie Ihnen konkrete Aufträge (z. B. Staubsaugen, Bügeln oder Kochen).
Alleinerziehende Mütter sind besonders auf ein unterstützendes Netzwerk angewiesen.

Bei der Protokollführung Ihres Tagesablaufs haben Sie wahrscheinlich festgestellt, dass es kein Ereignis gibt, das Sie mehr belastet, als wenn Ihr Kind länger schreit und Sie kein Mittel finden, um es zu beruhigen. Die Erfahrung, dass die eigenen, fortgesetzten Bemühungen nicht zum Erfolg führen, kann depressiv machen. Die Psychologie nennt das »gelernte Hilflosigkeit«. Die Signale, die Ihr Baby Ihnen in den ersten Wochen sendet, erscheinen Ihnen schwer zu entschlüsseln. Es schreit – und zwar laut! Babygeschrei ist für alle, die es hören müssen, sehr unangenehm, und deshalb unternehmen sie einiges, um es zu stoppen. Aber was hat das Kind genau? Nach einigen Wochen können Sie es selbst schon besser unterscheiden. Ein paar Anhaltspunkte:

Der Hungerschrei ▸ ist rhythmisch und fordernd. Das Baby holt dazwischen tief Luft und setzt von Neuem an. Das Hungerschreien kann, wenn es nicht beachtet wird, in Schmerzensschreien übergehen. Ihm geht häufig eine Phase des Meckerns und Quengelns voraus. Vielleicht macht das Kind auch zwischendrin schmatzende Geräusche und Saugbewegungen. Das Schreien wegen Durst ist vom Hungerschreien kaum zu unterscheiden; bei warmem Wetter sollte man auch daran denken und dem Baby Tee oder stilles Wasser anbieten. ◂

Schmerzensschreie ▸ beginnen plötzlich. Sie sind noch schriller und lauter, noch alarmierender. Erfahrene Mütter können Hungerschreie eine Weile ignorieren, bei Schmerzensschreien eilen sie sofort dazu. Häufig ist das Kind dabei sehr aktiv, verkrampft sich, rudert mit Armen und Beinen oder zieht, besonders bei Bauchkoliken, die Beine an den Körper. ◂

Allgemeines Unlustschreien ▸ ist weniger laut. Oft erleben Sie dies, wenn Ihr Baby überreizt und müde ist. Vielleicht reibt es sich die Augen dabei. Oder es möchte auf den Arm genommen werden, und das Schreien hört dann sofort auf. Bei Hunger und Schmerzen haben Sie mit Herumtragen, wenn überhaupt, nur zeitweise Erfolg. ◂

Wie Sie mit dem Schreien umgehen, müssen Sie durch Ausprobieren herausfinden. Bei Hunger und Schmerzen wollen Sie natürlich sofort helfen. Wenn Sie trotz Prüfung verschiedener Abhilfemöglichkeiten, wie Füttern, eine volle Windel wechseln, drückende oder scheuernde Kleidung beseitigen, ratlos sind, sollten Sie, neben Bauchkoliken oder Zahnungsschmerzen, vor allem an Ohrenschmerzen denken. Diese sind für Kinder sehr quälend.

In den ersten drei Monaten ist das Verdauungssystem bei vielen Babys noch nicht so weit entwickelt, dass es wirklich störungsfrei arbeiten kann. Der Begriff »Drei-Monats-Koliken« ist Ihnen sicher bekannt. Forschungen von Kinderärzten haben ergeben, dass der Darm noch kein fein abgestimmtes, gewissermaßen wurmartiges Bewegungsmuster hat, sondern sich in großen Abschnitten verkrampft, um den Nahrungsbrei weiter zu transportieren. Auch ist die Besiedlung des Darms mit nützlichen Bakterien noch nicht ausreichend; dadurch entstehen vermehrt blähende Gase. Viele Babys leiden dann, gerade gegen Abend, an starken Bauchschmerzen. Erinnern Sie sich: Bei Stillmüttern kann auch die eigene Ernährung bei den Babys Koliken verursachen. Häufig ist die Ursache für ihr Schreien aber auch eine allgemeine Überreizung durch die Ereignisse des Tages.

MERKE Am häufigsten sind Hungerschreie (besonders rhythmisch und fordernd), Schmerzensschreie (am schrillsten und unangenehmsten von allen) und Unlustschreie (stärker variierend, nicht ganz so laut).

Was hilft gegen die Koliken? Ein bewährtes Hausmittel ist das Massieren des Bäuchleins mit Fenchel-Kümmel-Öl. Auch Fenchel-Kümmel-Anis-Tee kann gegeben werden oder synthetische »Entschäumungsmittel«, Medikamente, die mit dem Darminhalt wieder ausgeschieden werden. Wenn fester Druck mit der Handfläche auf den Bauch ausgeübt wird, z. B. mit dem »Fliegergriff« (das Baby liegt bäuchlings mit dem Köpfchen in Ihrer Ellenbeuge, Ihre andere Hand hält durch die Beine hindurch den Bauch), werden die Beschwerden oft besser. Auch Wärme kann helfen. Sagen Sie sich immer wieder, dass das Problem in ein paar Wochen höchstwahrscheinlich ausgestanden ist.

Kann man ein Baby zu sehr verwöhnen?

Das Unlustschreien ist ein Kapitel für sich und auch der Punkt, an dem sich die meisten Konflikte entzünden. »Du verwöhnst das Kind, wenn du es so viel herumträgst!«, sagen dann Außenstehende, meist ältere Verwandte. Aber man kann ein kleines Kind nicht zu sehr verwöhnen! Babys, die erfahren, dass ihre Bedürfnisse und ihre Unbehaglichkeit ernst genommen werden, dass die Erwachsenen zuverlässig für sie da sind, werden zufriedener und ruhiger und eben gerade keine »Mamakinder« oder »Papakinder«. Ganz von selbst werden sie ihr Streben nach Eigenständigkeit entdecken und allmählich steigern. Ein etwa zehn Monate altes Baby, das gelernt hat zu krabbeln, wird mit

Begeisterung diese neue Errungenschaft ausprobieren und nur noch dann auf den Arm wollen, wenn es trostbedürftig oder müde ist.

Auf der anderen Seite: Die Erfahrung, dass die Erwachsenen zuverlässig für es da sind, kann ein Kind auch machen, wenn es nicht ständig herumgetragen wird. Wichtig ist nur, dass es erfährt, dass auf seine Äußerungen eine Reaktion erfolgt. Meine Tochter war z. B. immer sehr quengelig, wenn sie wach in ihrem Bettchen lag und nur hörte, was außerhalb ihres Zimmers vor sich ging. Wenn sie auf der Krabbeldecke, im Autositz oder im Tragesitz mitten im Geschehen sein durfte, war sie ein äußerst zufriedenes Kind.

Manche Babys finden auch nicht ohne Weiteres »das Törchen zum Schlaf«. Sie sind übermüdet, reiben sich die Augen und sind unruhig. Oft müssen sie ihre Spannung herauslassen, schreien erst ein paar Minuten und schlafen danach ein. In einem solchen Fall wäre es grundverkehrt, sie beim ersten Quaken wieder aus dem Bett herauszuholen.

Dies alles gilt für das »durchschnittliche« Baby. Manche Kinder tun sich aber noch schwerer mit dem Dasein. Vielleicht hatten sie, wie wir schon gehört haben, in den ersten Wochen stärkere Belastungen wegen einer Frühgeburt und/oder einer Krankheit zu ertragen. Oder möglicherweise ist ihr Nervensystem noch unausgereift und kann viel weniger Reize verarbeiten als das der anderen Kinder. Außerdem wird häufig beobachtet, dass Babys, deren Mütter in der Schwangerschaft lange wehenhemmende Medikamente einnehmen mussten, unruhiger und leichter irritierbar sind.

Erst einmal müssen wir uns immer wieder klarmachen, dass ein »schwieriges Baby« mit sich selbst zu kämpfen hat und nicht uns mit seinem Verhalten ärgern will. Wir reagieren emotional, weil wir frustriert und hilflos sind. Und wir kommen auch an die Grenzen unserer Belastbarkeit – und darüber hinaus –, wenn ein Kind stundenlang schreit und nicht zu beruhigen ist. Auch hier gilt: Warten Sie nicht zu lange, sondern lassen Sie sich helfen, wenn Sie verzweifelt sind! In vielen Orten gibt es, angegliedert an Kinderkliniken, Beratungsstellen oder psychologische Praxen, »Schreisprechstunden«. Die Expertinnen dort werden erst einmal mit Ihnen zusammen ermitteln, wie stark das Problem ist. Und sie werden Sie ermutigen, dass Sie sich nicht selbst die Schuld geben und sich nicht als »schlechte Mutter« und als Versagerin fühlen.

MERKE **Wenn das Schreien Ihres Babys Sie zur Verzweiflung bringt, sollten Sie in eine »Schreisprechstunde« gehen.**

BEISPIEL Stefanie, die 39-jährige Mutter von Leon, berichtet: »Ich war so glücklich, endlich den passenden Partner gefunden zu haben und doch noch Mutter zu werden. Aber die Geburt war eine Riesenenttäuschung. Erst hatte ich 30 Stunden Wehen, und dann musste doch ein Kaiserschnitt gemacht werden, weil es in der Austreibungsphase einfach nicht weiterging. Leon wog 4380 Gramm, war also ein Riesenkind. Da frage ich mich schon, ob man mir diese Quälerei nicht hätte ersparen können, wenn man von vorneherein einen Kaiserschnitt gemacht hätte. Ich war sehr erschöpft, und der Bauchschnitt tat auch gehörig weh. Als mir die Hebamme das Kind zum ersten Mal an die Brust legte, wollte ich eigentlich nur ein Schmerzmittel und schlafen. Und dann biss Leon so heftig zu, dass mir Hören und Sehen vergingen. Kräftig genug war er ja. Weil er so schwer war, fingen die Ärzte noch an, Untersuchungen wegen einer etwaigen unerkannten Zuckerkrankheit bei mir zu machen. Ich dachte nur, lasst mich doch alle in Ruhe. Am dritten Tag hatte ich dann den Milcheinschuss. Aber Leon musste wegen eines stark erhöhten Bilirubinwertes drei Tage lang in die Phototherapie, und ich sollte die Milch abpumpen. Da hockte ich nun vor dieser Melkmaschine und war nur noch enttäuscht. Ich hatte nicht genug Milch für dieses große Kind und fühlte mich auch nicht gut beraten und unterstützt im Krankenhaus. Als er wieder an meiner Brust trinken konnte, hat es nur wehgetan, und ich habe nach zehn Tagen abgestillt. Leon hat bestimmt auch gemerkt, wie unglücklich und unzufrieden ich mit allem war, denn er war sehr unleidlich und schrie viel. Wenn ich nur einen Laut von ihm hörte, stellten sich sofort meine Nackenhaare auf, und ich war in Alarmstimmung. Erschwert wurde alles noch dadurch, dass wir bei meinen Schwiegereltern im Hause leben. Das sah auf den ersten Blick so praktisch aus: Weil mein Mann selbstständiger Handwerker ist, konnte er mich nur wenig unterstützen, aber die Schwiegereltern waren ja da ... Wenn Leon längere Zeit schrie, kam meine Schwiegermutter nach oben und fragte freundlich-scheinheilig, ob sie mir nicht helfen könnte. Und tatsächlich – bei ihr auf dem Arm beruhigte er sich oft. Das hat mich nur noch zusätzlich gewurmt und verunsichert.

Nach sechs Wochen war ich nervlich so am Ende, dass ich mir die Telefonnummer einer Schreisprechstunde herausgesucht habe und zum Glück noch in der gleichen Woche einen Termin bekam. Die Therapeutin hat mir erst mal erklärt, dass meine Schwierigkeiten kein Einzelfall seien, sonst bräuchte es solche Einrichtungen ja nicht zu geben. In den nächsten drei Sitzungen erarbeiteten wir, unter welchen Bedingungen das Schreien auftrat, wann es besser ging, und unter welchen Bedingungen mich Leons Schreien besonders störte – nicht überraschend, wenn meine Schwiegereltern dabei waren! Allein durch die Tagesprotokollführung, die mir schwarz auf weiß zeigte, dass Leon durchaus auch angenehmere Phasen am Tag hatte und zwar viel, aber nicht ständig schrie, wurde ich schon entlastet. Die Therapeutin erklärte mir, dass meine angespannte Reaktion und das Schreien einen Teufelskreis darstellten. Wir machten ein paar Videoaufnahmen, bei deren Betrachtung mir selbst klar wurde, wie ich Leons Lautäußerungen durch Hektik und heftige Bewegungen noch verstärkte. Wir probierten das Pucken (s. u.) aus und stellten fest, dass es ihm gut gefiel und meistens half. Entscheidend für mich waren aber die vierte und fünfte Sitzung. Vieles war in den letzten Wochen nicht so abgelaufen, wie ich es mir erträumt hatte. Ich hatte ein Recht darauf, traurig oder wütend zu sein, weil die Geburt eine solche Katastrophe gewesen war und das Stillen nicht geklappt hatte. Ich musste mich von dem Ideal verabschieden, dass mein Kind ganz unkompliziert war. Als ich den Verlust dieser Bilderbuchgeburt und dieses Traumbabys betrauert hatte, konnte ich Leon mit anderen Augen ansehen. Er war doch ein properer Kerl, sehr wach, sehr aufmerksam, nicht so langweilig wie manche von den pflegeleichten Babys. Wir besprachen auch Entlastungen und regelmäßige Auszeiten, die ich mir gönnen sollte, z. B. mindestens eine völlig ungestörte Nacht pro Woche, in der mein Mann den Kleinen betreut. Mittlerweile hat sich die Situation insgesamt so weit entspannt, dass ich auch meinen Schwiegereltern Leon einen Nachmittag pro Woche überlasse und in dieser Zeit etwas für mich selbst tun kann.« ■

Aus der Erkenntnis, dass bei Schreibabys die Aufnahmefähigkeit des Nervensystems geringer ist, folgt als wichtigster

Grundsatz, dass sie viel Ruhe, Beständigkeit, feste Regeln und Rituale brauchen. Ein unkompliziertes Baby können Sie überall hin mitnehmen. Es schläft im größten Getümmel ein. Ein schwieriges Kind braucht seinen festen Rahmen.

Die größte und umfassendste Lernleistung, die jedes Kind im ersten Lebensjahr vollbringt, ist die Erkenntnis, dass es vorhersagbare Zusammenhänge in der Außenwelt gibt, und dass diese von ihm selbst, von der »Innenwelt«, beeinflussbar sind. Drücken Sie einem drei Monate alten Baby eine Rassel in die Hand. Wahrscheinlich macht es sofort eine relativ unkontrollierte Armbewegung. Und – es gibt ein Geräusch! Das Baby stutzt, hält inne, horcht, bewegt die Rassel, diesmal gewollt – da ist es wieder, das Geräusch! So entdeckt es, dass es selbst etwas bewirken kann, und dass Ereignisse nach festen Regeln aufeinander folgen.

Wir müssen dem Kind, das schneller an die Grenzen seiner Aufnahmefähigkeit kommt, durch äußere Regelmäßigkeit helfen, die Struktur seiner Welt zu erkennen. Immer noch mehr »Action« zu produzieren, kann es vielleicht für den Moment verstummen lassen, aber im Grunde wird es dadurch noch überreizter. Das heißt konkret: Nicht mit heftigen Schaukelbewegungen herumtragen, ständig klopfen oder streicheln, sondern eher im Tragesitz halten und etwas anderes tun. Manche Babys beruhigen sich leichter, wenn sie Begrenzungen spüren, also fest in eine Decke eingewickelt werden (Pucken). Sie können auch gepuckt in ihrem Bettchen liegen: Legen Sie Ihr Kind auf die Seite, mit dem Rücken an der einen Bettwand, und stemmen Sie zusätzlich ein stabiles Kissen zwischen Bauch und Bett. Sie erkennen die Ähnlichkeit zum Leben im Mutterleib. Ihr Kind sollte dabei aber wissen, dass Sie in seiner Nähe sind, es nicht allein lassen. Sprechen Sie zu ihm, sagen Sie mit ruhiger, leiser Stimme, dass alles besser werden wird. Singen Sie ihm langsam ein einfaches, monotones Lied, wie »Schlaf, Kindchen, schlaf«, vor.

Tiefe oder klangvolle Töne, die gleichzeitig Vibrationen erzeugen, sind oft hilfreicher als hohe: der Staubsauger, das Auto, die Stimme des Vaters! Dass eine Reizüberflutung durch laute Musik, einen ständig laufenden Fernseher oder eine Vielzahl von palavernden Erwachsenen das wenig aufnahmefähige Baby überlastet, versteht sich von selbst.

MERKE **Ein Kind, das Probleme mit der Reizverarbeitung hat, braucht Ruhe, eine regelmäßige Struktur und feste Regeln.**

Ein besonderes Problem ist vor allem das nächtliche Schlafen. Bis ein Neugeborenes sich an unseren Hell-Dunkel-Rhythmus angepasst hat, können einige Monate vergehen. Viele Kinder machen buchstäblich die Nacht zum Tage, zur Erschöpfung ihrer Eltern. Im Kapitel »Ich möchte mal wieder ein paar Stunden gut schlafen!« wird es noch im Einzelnen um dieses Problem gehen. Hier nur der Gedanke, dass spezielle Einschlafrituale dem Baby helfen können, die Grenze zwischen Tag und Nacht besser zur erkennen: eine ganz genau festgelegte Abfolge von Trinken, Baden, Umkleiden und Abdunkeln seines Schlafplatzes, vielleicht ein paar Schlaflieder und die Spieluhr.

Es ist, wie gesagt, nicht sinnvoll, das Baby beim kleinsten Geräusch aufzunehmen. Es soll und wird auch lernen, mit Spannungen umzugehen und sie, z. B. durch Saugen am Schnuller, abzureagieren. In späteren Monaten wird es sich auch zunehmend selbst beschäftigen, seine Hände und Füße betrachten oder willentlich bewegen, erste lallende Lautäußerungen machen. Dann kann es auch mit Spielzeug, einer Rassel oder einem Stoffball, experimentieren. Aber es ist sehr schlecht für seine seelische Entwicklung, wenn es heftig und lange schreit und sich völlig verlassen vorkommen muss. Manchmal hört man dann, wieder vorwiegend von Älteren: »Das war früher auch so, Babys können sich auch mal in den Schlaf schreien, und es hat ihnen nicht geschadet!« Die letzte Aussage muss schon einmal bezweifelt werden. Wenn ein Kind irgendwann resigniert und vor Erschöpfung einschläft, hat es gelernt, dass seine eigene Aktion sinnlos und vergeblich war – eine mögliche Ursache für Mutlosigkeit und Neigung zu Depressionen im späteren Leben!

Sehr aufschlussreich fand ich Sigrid Chamberlains Buch »Adolf Hitler, die deutsche Mutter und ihr erstes Kind«. Es legt dar, wie in der Zeit des Nationalsozialismus durch zwei populäre Ratgeber zur Säuglingspflege und Kindererziehung von Johanna Haarer die Idee propagiert wurde, einen Säugling auf keinen Fall zu »verwöhnen«. Dazu gehörte es, kurze, feste Fütterungszeiten einzuhalten, die Babys danach wieder ins Bettchen zu legen, möglichst wenig Körperkontakt zu haben: kein Schmusen, kein »Tändeln«, wie Haarer es nannte. Zwischen den Fütterungszeiten gab es kein Erbarmen, wenn das Kind schrie. Dies alles war darauf ausgerichtet, die gesunde Bindung zwischen Mutter und Kind, Eltern und Kind, zu schwächen, um die jungen Menschen dadurch empfänglicher für die Jugend-Organisationen des Hitler-Staates zu machen, in denen sie dann Bindung und Gemeinschaft erfahren sollten. Wegen der millionenfachen Verbreitung dieser Bücher, die auch nach dem Kriege, etwas ideologisch »weichgespült«, weiter aufgelegt wurden, wirken diese seelenverachtenden Ideen bis heute nach.

Wohlgemerkt: »Kinder brauchen Grenzen«, so auch der Titel eines populären Erziehungsratgebers von Jan-Uwe Rogge. Ein älteres Baby wird diese Erfahrung schnell machen, wenn es von einer geliebten Beschäftigung weggeholt wird, weil es irgendwohin mitgenommen werden muss. Dann wird es laut protestieren, aber es geht eben nicht anders. Der Extremfall, dass Eltern ihren Kindern in allem nachgeben, sodass ein Kind zum »kleinen Haustyrannen« wird, lässt sich heute leider auch beobachten. Er ist deshalb so fatal, weil jeder Mensch lernen muss, mit Frustrationen umzugehen und die Bedürfnisse seiner Mitmenschen zu achten. Aber am Anfang des Lebens muss die Erfahrung stehen, angenommen und geborgen zu sein!

MERKE **Das Urvertrauen Ihres Babys entsteht, wenn es die Gewissheit erlangt, dass Sie auf seine Aktionen zuverlässig reagieren!**

Vielleicht – wahrscheinlich – können Sie den letzten Satz voll und ganz unterschreiben. Aber das Schreien Ihres Babys bringt Sie immer wieder an den Rand Ihrer Kräfte. Verkriechen Sie sich nicht in Ihrem Elend. Gehen Sie nach draußen.

Gehen Sie wirklich ins Freie. Packen Sie Ihr schreiendes Kind in den Tragesitz oder Kinderwagen. Gehen Sie mit schnellen Schritten. Lassen Sie Ihre Frustration und Ihren Zorn durch die Bewegung heraus. Im Freien klingt das Gebrüll weniger entnervend als in der Wohnung. Und vielleicht haben Sie Glück, und Ihr Baby schläft ein.

Wenn Sie so am Ende sind, dass Sie befürchten, tätlich gegen das Kind zu werden, legen Sie es in seinem Bettchen oder an einem anderen sicheren Ort ab. Setzen Sie sich Kopfhörer auf und hören Sie laute Musik. Gehen Sie auf den Balkon oder ins Freie und atmen Sie ganz tief aus und ein. Geben Sie, wenn möglich, das Baby an jemand anderen ab, und wenn es nur für ein paar Minuten ist.

Suchen Sie Kontakte. Die Schreisprechstunde erwähnte ich schon. Treffen Sie sich mit anderen Müttern und tauschen Sie mit ihnen Erfahrungen aus. Stellen Sie fest, dass andere ähnliche Probleme haben. Experimentieren Sie mit den Tipps der anderen Mütter. Aber kein Kind ist wie das andere. Manche beruhigen sich z. B. wunderbar durch Autofahren, andere mögen gerade das überhaupt nicht. Es zeigt sich schon hier, wie verschieden die Individuen sind.

Lesen Sie in Eltern-Foren im Internet, wie es anderen ergeht. Gerade las ich ein sehr ermutigendes Posting der Mutter eines acht Monate alten Babys: »Haltet durch! Es wird besser, ich verspreche es euch!« Und betrachten Sie die Situation noch einmal aus der Warte Ihres Kindes: Am Anfang empfindet es nur ein diffuses Unlustgefühl und kann nicht anders als durch Schreien darauf reagieren. Je besser seine Möglichkeiten werden, zu erkennen, was ihm fehlt, je vielgestaltiger seine Sinneseindrücke, je besser seine Ausdrucksfähigkeit wird, desto umgrenzter ist sein Problem. Mit acht Monaten streckt es die Arme nach der schönen farbigen Glasvase aus und protestiert vielleicht, wenn die Mutter sie vor ihm rettet. Aber sie durchschaut die Situation und gibt ihm einen anderen farbigen, unzerbrechlichen Gegenstand, mit dem es sich (hoffentlich!) ablenken lässt.

MERKE **Verzweifeln Sie nicht, die Zeit arbeitet für Sie!**

Dieses Kapitel soll aber nicht nur vom Schreien handeln. Gott sei Dank hat Ihr Baby auch noch andere Möglichkeiten, etwas von sich mitzuteilen. Die Aufnahmefähigkeit und die Möglichkeiten auch schon von Neugeborenen, durch ihre Mimik etwas auszudrücken, sind erstaunlich. Manchmal habe ich Wöchnerinnen besucht, die fasziniert ihr Baby betrachteten, wie es die Stirn runzelte, die Augenbrauen hochzog, die Lippen schürzte, ausgiebig gähnte, vielleicht auch im Schlaf lächelte ... »Ich brauche keinen Fernseher, ich hab mein eigenes Programm!«, sagte eine junge Mutter einmal zu mir. Unmittelbar nach der Geburt sind reife, gesunde Kinder sehr wach und aufmerksam. Sie blicken mit großen Augen ihre Eltern an und horchen offensichtlich auf ihre Stimmen. Sie wenden den Kopf zu einer Geräuschquelle. Sie sind sogar, das belegen entwicklungspsychologische Studien, fähig, einen Gesichtsausdruck des »Gesprächspartners« nachzuahmen (z. B. Zunge herausstrecken).

Der Blickkontakt mit Säuglingen ist aber noch eingeschränkt, weil sie nur in einer Entfernung von etwa 30 cm scharf sehen können. Ganz automatisch halten Eltern ihre Babys in diesem Abstand, ungefähr auf Armeslänge, um mit ihnen zu reden. Die »Babysprache« wird von Außenstehenden oft für albern gehalten. Sie ist aber auf der ganzen Welt ähnlich und scheint deshalb etwas Instinktives zu sein, das den Kindern erste Regeln über unsere Kommunikation vermittelt. Wir reden in höherer Stimmlage, machen oft Aufwärtsschleifer in der Tonhöhe, sprechen einfach, mit Wiederholungen, benutzen teilweise spezielle Babywörter und untermalen das Gesprochene durch eine lebhafte Mimik. Das Kind wendet sich uns ganz zu, schaut und lauscht aufmerksam. Mit etwa drei Monaten beginnt es, eigene Laute zu äußern, meist Gurr- oder Kehllaute (z. B. »er-re«). Indem wir diese Laute wiederholen (»Machst du er-re?«), zeigen wir ihm, dass Miteinander-Sprechen ein Austausch ist.

Ein großartiger Moment ist es, wenn uns das Baby zum ersten Mal bewusst anlächelt. Das »Engellächeln«, unbewusst, oft im Schlaf, gibt es vorher schon; aber jetzt ist klar, dass das Heraufziehen der Mundwinkel aus dem Kontakt, dem gegenseitigen Anschauen entstanden ist. Das kann für manche Mühsal entschädigen und es macht uns Hoffnung, dass das Kind und wir uns immer besser aneinander gewöhnen und aufeinander einstellen werden.

TIPP **Genießen Sie die positive Kontaktaufnahme mit Ihrem Baby!**

Dafür, dass sich das Baby uns zuwendet, gibt es untrügliche Zeichen: Es schaut uns an und reagiert auf uns. Wenn es auf den Arm genommen wird, schmiegt es sich an unseren Körper, ist ganz weich und entspannt. Wenn es umgekehrt das Gesicht abwendet, sich beim Aufnehmen steif macht oder sich heftig bewegt und verkrampft, will es keinen Kontakt. Das kann an den Schmerzen liegen, die es empfindet. Oder es hat sich so in Rage geschrien, dass es unfähig ist, die neue Situation wahrzunehmen. Das ist ein weiteres Argument dafür, das Kind nicht so lange schreien zu lassen, bis es völlig außer sich ist.

Es gibt auch Kinder, die einfach weniger anschmiegsam und verschmust sind als die anderen. Möglicherweise leiden sie noch an den Nachwirkungen von traumatischen Erlebnissen unter der Geburt oder durch die Krankenhausbehandlung nach der Geburt. Oder es liegt an der erwähnten mangelnden Aufnahmefähigkeit für neue Reize. Dies ist für eine Mutter, die sich auf das Kuscheln mit ihrem Baby gefreut hat, sehr enttäuschend. Haben Sie Geduld, überfallen Sie das Baby nicht mit Ihrer Liebe. Es ist wie immer bei der Kontaktaufnahme mit anderen Menschen. Auch hier gibt es zugänglichere und eher zurückgezogene Personen. Respektieren Sie das gegenwärtige Bedürfnis Ihres Babys nach mehr Distanz. Probieren Sie aus, in welchen Situationen es sich am wohlsten fühlt und am entspanntesten erscheint. Und entziehen Sie sich ihm nicht aus Enttäuschung. Sprechen Sie weiterhin mit ihm, singen Sie ihm Kinderlieder vor. Streicheln Sie es behutsam und schauen Sie, wie es darauf reagiert. In sehr vielen, den allermeisten Fällen, gibt sich das Problem innerhalb einiger Monate, wenn Ihr Baby reifer und aufnahmefähiger wird.

MERKE Manche Kinder verweigern den engen Kontakt. Zumeist geht das nach einigen Monaten vorüber.

Wenn Sie sich hingegen nicht in der Lage fühlen, mit dem Kind zu kuscheln und zu schmusen, wie Sie sich das vorher ausgemalt haben, weil es Ihnen körperlich und/oder seelisch zu schlecht geht: Finden Sie jemand anderen, der dem Baby die notwendigen Streicheleinheiten geben kann, idealerweise sein Papa, andere liebevolle Verwandte oder Freunde. Und Sie persönlich brauchen dringend Hilfe – aber das wissen Sie ja selbst.

Das Wichtigste aus diesem Kapitel:

Am Anfang ist (fast) die einzige Äußerung Ihres Kindes das Schreien.

Unsere Kinder sind »Traglinge«: Häufiges Tragen macht sie ruhiger und zufriedener und fördert ihre Entwicklung.

Ein Baby muss aber auch lernen, eigene Spannung zu regulieren und sich mit sich selbst zu beschäftigen.

Langes, heftiges, hoffnungsloses Schreien ohne Reaktion der Bezugsperson ist sehr schlecht für die seelische Entwicklung.

Wenn Sie wegen des starken Schreiens mit den Kräften am Ende sind: Suchen Sie Hilfe!

Erfreulichere, mit den Monaten immer mehr zunehmende Formen der Eltern-Kind-Beziehung sind gegenseitiger Blickkontakt, körperliche Nähe und Schmusen, Lächeln und »Miteinander-Reden«.

Haben Sie Geduld, wenn Ihr Baby zeitweise wenig Kontakt will!

Wenn Sie umgekehrt unfähig sind, mit Ihrem Kind in Beziehung zu treten, geht es Ihnen sehr schlecht, und Sie brauchen sofort Hilfe!

Die Energie- und Antriebslosigkeit lässt uns immer passiver werden. Ist die Stimmung erst einmal bedrückt, wird auch Positives, Erfreuliches weniger deutlich wahrgenommen. Der Teufelskreis aus mangelndem Antrieb, daraus folgendem weiteren Wegfall von angenehmen Aktivitäten und einem sich dadurch weiter verschlechternden Gemütszustand und zunehmendem Pessimismus kann aber unterbrochen werden.

Im Kapitel »Belastung und Entlastung: Was bringt mir jeder Tag?« hatten wir schon festgestellt, dass mit dem Übergang von der Berufstätigkeit zur Mutterrolle ein starker Verlust von angenehmen, belohnenden Reizen verbunden sein kann, vor allem, wenn der Rollenwechsel sich aus verschiedenen Gründen nicht so einfach gestaltet.

Mutter eines kleinen Kindes zu sein, ist eine ständige Übung im Geben. Sie sind wie ein Gefäß, aus dem Fürsorge, Aufmerksamkeit, Kraft und – wenn Sie stillen – auch Muttermilch pausenlos abfließen. Wenn nicht nachgefüllt wird, ist das Gefäß irgendwann leer. Früher war es ganz selbstverständlich, dass eine Wöchnerin Schonung und Unterstützung brauchte. So schrieb z. B. meine Großmutter nach der Geburt ihres zweiten Kindes, meines Onkels, 1931 ihren Eltern:

»Es geht mir ganz ordentlich, nur ein bisschen matt bin ich und lege mich öfters am Tage hin. Meine Maria bemüht sich aber sehr durch ihr wirklich liebevolles Sorgen. Ihr könnt also ganz beruhigt sein, ich brauche noch nichts zu schaffen und kann ganz meiner Gesundheit und dem Stillgeschäft leben.«

Heute sind es Gott sei Dank oft die Väter, die einspringen und in den ersten Wochen ihre Partnerin entlasten. Ihr stärkeres

Engagement ist überhaupt eine der erfreulichsten Entwicklungen der letzten Jahre, unterstützt durch die gesetzliche Einführung der Elternzeit. Aber die größte Belastung, das Gefühl, ständig »im Dienst« zu sein, liegt doch bei den Müttern. Wenn andere hilfreiche Menschen, Verwandte, Freundinnen, Ihnen Entlastung anbieten, nehmen Sie das Angebot an! Und wenn niemand aus Ihrem Umfeld Ihnen beistehen kann, kann Ihnen Ihr Arzt bei einer postpartalen Depression auch eine Haushaltshilfe verordnen. Im Kapitel »Wie kann ich mir Hilfe von außen holen?« soll das noch vertieft werden.

Bei der Protokollierung Ihres Tagesablaufes konnten Sie entdecken, welche Situationen und Aktivitäten Ihnen Freude machten. Dies ist der erste Ansatzpunkt zu einer Verbesserung Ihrer Lage: Nehmen Sie sich gezielt für jeden Tag etwas vor, das Sie aufbaut! Sie sollten sich auch ein »Schatzkästchen« anlegen, das besondere, erfreuliche Dinge oder Aktivitäten enthält. Sie können das ganz real machen, indem Sie in ein hübsches Kästchen entsprechende Zettel legen. Schreiben Sie alles auf, was Ihnen in den Sinn kommt – auch Dinge, die sich vielleicht im Augenblick nicht verwirklichen lassen. Aussortieren können Sie immer noch. Überlegen Sie, mit Unterstützung Ihres Partners oder anderer Personen, die Ihnen zur Seite stehen, was Sie davon auf einen späteren Zeitpunkt verschieben müssen und was sich jetzt realisieren lässt.

TIPP **Nehmen Sie sich für jeden Tag etwas Erfreuliches vor!**

Ein ganz wesentlicher Bestandteil Ihres Aufbau-Programms ist Bewegung. Viele Untersuchungen zeigen, dass regelmäßige Bewegung hilfreich gegen schlechte Stimmung ist. Das lässt sich auch ganz körperlich verstehen: Belastung löst eine Stressreaktion Ihres Organismus aus. Dieser Stress gehört zu einem Programm, das aus der Frühzeit der menschlichen Entwicklung stammt. Eine bedrohliche Situation, z. B. der mögliche Angriff eines gefährlichen Tieres, setzt unbewusste körperliche Reaktionen in Gang, die uns zum Flüchten oder Kämpfen befähigen sollen. Dazu gehören vor allem die Beschleunigung des Pulses und der Atmung, Blutdruckanstieg, Schwitzen und die Freisetzung von Zucker im Blut. Gesteuert werden diese Reaktionen unter anderem durch die Ausschüttung von Adrenalin und Noradrenalin aus dem Nebennierenmark. Vielleicht können Sie den Impuls, wegzulaufen, manchmal richtig wahrnehmen, wenn Ihnen alles über den Kopf wächst.

Weglaufen können Sie nicht, aber Sie können diesen Impuls durch Bewegung abreagieren. Betätigen Sie sich mindestens zweimal wöchentlich, am besten täglich, für mindestens eine halbe Stunde sportlich. Der Spaziergang mit Ihrem Baby sollte dann aber kein »Spazieren«, sondern ein kraftvolles Gehen sein. Selbst wenn Sie sich ganz ermattet gefühlt haben, kommen Sie durch die Bewegung an Kraftreserven heran, die Ihnen sonst nicht zur Verfügung stehen würden.

Wenn es Ihnen schon so schlecht geht, dass Sie Mühe haben, sich überhaupt zur Bewegung aufzuraffen, wäre es wichtig, dass jemand Sie abholt und sich auch nicht abwimmeln lässt. Vielleicht können Sie sich einer Gruppe von Joggern oder Walkern anschließen. Nur so können Sie die Spirale »Antriebslosigkeit führt zu Bewegungsmangel, und Bewegungsmangel verstärkt die Antriebslosigkeit«, durchbrechen.

Gehen Sie auf jeden Fall zur Rückbildungsgymnastik. Meist können Sie dorthin Ihr Baby mitnehmen. Außerdem treffen Sie dort andere Frauen in der gleichen Lebenssituation und können sich abseits der »Turnübungen« ein bisschen austauschen. Und die Kursleiterinnen, Hebammen, Krankengymnastinnen oder Familienbegleiterinnen, haben viel Erfahrung mit Wöchnerinnen und kennen sicher auch andere, denen es ähnlich ging wie Ihnen. Die Familienbegleiterinnen der Gesellschaft für Geburtsvorbereitung, Familienbildung und Frauengesundheit e.V. (GfG) geben die Kurse »Rückbildung und Neufindung«, die neben der Gymnastik eben auch Gelegenheit zur Anpassung an diesen neuen Lebensabschnitt bieten. Das Gefühl, etwas tun zu können, um körperlich wieder in Form zu kommen, hilft Ihnen auch seelisch. Aber Vorsicht: Im Bestreben, möglichst schnell wieder einen flachen Bauch zu bekommen, betreiben manche Frauen ein zu intensives Bauchmuskeltraining und überlasten dadurch weiter ihren Beckenboden. Erstes Ziel der Rückbildungsgymnastik ist es, den geschwächten, gedehnten Beckenboden zu kräftigen. Sie sollten erst dann intensiver den Bauch trainieren oder auch abseits der Rückbildungsgymnastik Sport betreiben, wenn Sie mit voller Blase hüpfen können, ohne unwillkürlich Urin zu verlieren.

MERKE **Bewegung ist ein wesentlicher Bestandteil Ihres seelischen Aufbauprogramms.**

Einen wichtigen Anteil der schlechten Stimmung müssen wir noch etwas genauer betrachten. Es ist das »Sich-selbst-schlecht-Machen«! Es sind solche Gedanken wie: »Ich bin eine schlechte Mutter«, »andere Frauen schaffen das alles bestimmt viel besser als ich«, »ich bin enttäuscht von mir, dass ich nicht zurechtkomme«, »mein Partner ist enttäuscht von mir«, »ich bin eine

Versagerin«, »wie soll das nur weitergehen?« usw. – die Aufzählung könnte noch viel länger sein.

Mit diesen Grübeleien reiten Sie sich immer tiefer in den Pessimismus hinein. Und negative Gedanken bewirken etwas in Ihren Aktionen. Wenn Sie sich bei einer Aufgabe sagen: »Sinnlos, sich anzustrengen, es klappt sowieso nicht«, ist die Wahrscheinlichkeit des Misslingens größer, das haben Studien nachgewiesen. Wenn Sie einem kleinen Kind, das über ein Mäuerchen laufen will, ängstlich sagen: »Pass auf, dass du nicht runterfällst«, fällt es eher, als wenn Sie sagen: »Geh schön langsam geradeaus und guck nach vorne. Du schaffst das!«

Umgekehrt können aufbauende Gedanken, vor allem wenn wir sie laut aussprechen, einen positiven Effekt auf unser Wohlbefinden haben. Machen Sie den Versuch und vervollständigen Sie für sich die folgenden Sätze (im Anhang finden Sie die Satzanfänge als Kopiervorlage):

- »Besonders stolz bin ich in meinem Leben auf ...«
- »Eine besonders schöne Erinnerung ist ...«
- »Meine beste Eigenschaft ist ...«
- »Meine Freunde mögen mich, weil ...«
- »Mein Partner liebt mich, weil ...«
- »Ich liebe meinen Partner, weil ...«
- »Ich liebe mein Baby, weil ...«
- »Ich habe andere Schwierigkeiten in meinem Leben gemeistert, indem ...«
- »Ich habe mich an eine neue Situation in meinem Leben angepasst, indem ...«
- »Meine größte Stärke ist ...«
- »Ich werde die neue Situation meistern, weil ...«

Es gibt ein verhängnisvolles Sprichwort, das vor allem Frauen noch nachgeht: »Eigenlob stinkt.« Dabei geht es doch hier nicht darum, sich selbst überzubewerten, sondern einfach gegen den Hang zur Selbstabwertung die Tatsachen zu setzen: Jeder Mensch hat in sich einen Schatz von liebens- und anerkennenswerten Eigenschaften.

Und jeder Mensch hat ein großes Potenzial, sich an Lebensveränderungen anzupassen. Sie stehen nicht allein mit Ihren Problemen. Und nach ein paar Monaten können Sie dann zurückblicken und sagen: »Es war nicht leicht, aber ich habe es geschafft« – fragen Sie erfahrene Mütter und fragen Sie Frauen, die eine Depression überstanden haben.

Sprechen Sie alle diese vervollständigten Sätze laut aus (es muss ja niemand anderes dabei sein!). Schreiben Sie sie auf farbige Klebezettel, die Sie an Plätzen verteilen, auf die Sie öfter blicken. Immer wenn Sie einen Zettel lesen, wiederholen Sie innerlich oder laut den Gedanken. Es hilft!

TIPP **Formulieren Sie gezielt positive, stärkende Aussagen über sich selbst.**

In die gleiche Richtung geht der Tipp, sich zum Lachen bringen zu lassen. Sehen Sie humorvolle Fernsehsendungen, lesen Sie, z. B. beim Stillen, Bücher, die vielleicht auch das Mutterdasein witzig aufs Korn nehmen. Lächeln Sie probeweise mal Ihr Spiegelbild an. Es ist nachgewiesen, dass der Gesichtsausdruck unmittelbare Rückwirkungen auf das tatsächliche Befinden hat. Dies berichten auch immer wieder Schauspieler, die ganz in einer Rolle aufgehen.

Und was das Äußere angeht: Sie sind nicht eine Heidi Klum, die vierzehn Tage nach der Geburt schon wieder als Model

Figur zeigen kann. Die hat auch mehrere persönliche Trainer. Sie werden etwas länger brauchen, um mit Ihrem Äußeren wieder ganz zufrieden zu sein. Aber tragen Sie Kleidung, die Ihnen gefällt, auch wenn sie praktisch sein muss. Wenn Sie mit Ihren Haaren unzufrieden sind, verabreden Sie baldmöglichst einen Friseurtermin. Mehr zu diesem Thema noch im Kapitel »Was tut mir gut?«

Das Wichtigste aus diesem Kapitel:

Antriebslosigkeit, schlechte Stimmung, der Verlust positiver Verstärker, Selbstbeschuldigungen und Bewegungsmangel bilden einen Teufelskreis, den es zu durchbrechen gilt.

Verschaffen Sie sich täglich Dinge, die Ihnen Freude machen und guttun!

Bewegen Sie sich möglichst oft.

Die Selbstbeschuldigungen ziehen Sie immer noch weiter runter. Setzen Sie dagegen positive Sätze, die sagen, was Sie können und was an Ihnen liebenswert ist.

Tun Sie auch Ihrem Äußeren etwas Gutes.

»Hallo und herzlich willkommen bei der Psychotherapie-Hotline! Wenn Sie unter Ängsten leiden, drücken Sie die 1. Aber machen Sie schnell, sonst passiert ein Unglück! Wenn Sie unter mangelndem Selbstvertrauen leiden, bitten Sie jemand anderen, die 2 für Sie zu drücken. Wenn Sie unter Zwangsstörungen leiden, warten Sie genau 3 Sekunden und drücken dann dreimal kurz nacheinander die 3. Wenn Sie unter einer multiplen Persönlichkeit leiden, drücken Sie die 4, 5 und 6. Wenn Sie glauben, beobachtet und verfolgt zu werden: WIR WISSEN, WER SIE SIND UND DASS SIE DIE 7 DRÜCKEN WERDEN! Wenn Sie unter einer zu engen Beziehung zu Ihrer Mutter leiden, fragen Sie sie, ob Sie die 8 drücken dürfen. Wenn Sie unter Depressionen leiden, könnten Sie die 9 drücken, aber vergessen Sie's, es interessiert sowieso niemanden, wie es Ihnen geht ...«

Warum erzähle ich Ihnen diesen Witz? Zum einen, weil es bei seelischen Schwierigkeiten helfen kann, sich einmal von außen zu betrachten, in Distanz zu sich zu gehen und etwas Komisches in der eigenen Lage zu entdecken. »Humor ist, wenn man trotzdem lacht«, schrieb Otto Julius Bierbaum, ein deutscher Schriftsteller, der selbst unter Depressionen litt. Zum anderen, weil dieser Witz eines der Kernprobleme der Depression auf den Punkt bringt: die Selbstabwertung.

Im letzten Kapitel hatten wir besprochen, dass Sie gegen die Gedanken, die Sie selbst herunterziehen und schlechtmachen, positive, aufbauende Gedanken setzen können. Wir können natürlich auch fragen, wie es dazu kommt, dass Sie sich selbst so herabsetzen, dass Sie Ihre eigenen Vorzüge und liebenswerten Eigenschaften nicht mehr sehen, dass es Ihnen an Selbstliebe fehlt, die Sie brauchen, um anderen, vor allem Ihrem Baby, genügend Liebe geben zu können.

Ich hatte schon erwähnt, dass wir in einer Bestrafungskultur leben. Läuft alles störungsfrei, ist das meist keiner Erwähnung wert. Treten hingegen Fehler und Versäumnisse auf, so wird kritisiert, getadelt und bestraft. Egal wo wir hinschauen, ob in die Familien, Schulen, Hochschulen oder Betriebe – es ist ein durchgängiges Muster. Dabei merken wir doch immer wieder, wie gut uns ein Lob tut, wie sehr jeder angespornt wird, wenn er eine Anerkennung erhält!

Auch aus der Lernpsychologie ist ganz klar erwiesen, dass eine Belohnung für erwünschtes Verhalten viel wirksamer ist als eine Bestrafung für unerwünschtes. Bestrafung führt zu Stress, und unter Stress lernt man schlechter. Außerdem weiß man dann keineswegs, wie es denn richtig wäre. Leider haben sich diese Erkenntnisse immer noch nicht auf breiter Front durchgesetzt.

MERKE **Eine Belohnung ist wirksamer und motivierender als eine Bestrafung.**

Erinnern Sie sich an Ihre eigene Entwicklung. Haben Sie durch Ihre Eltern und andere wichtige Personen eher Lob und Ermutigung erfahren, sind Sie angespornt und bestärkt worden? Oder lebten Sie oft in der Furcht, etwas falsch zu machen und dafür dann Herabsetzung oder Strafe zu erfahren? Und strengten Sie sich deshalb an, um dem zu entgehen? Haben Sie erfahren, dass Zuwendung und Freundlichkeit immer nur unter der Voraussetzung zu haben waren, dass Sie »funktionierten«?

In unserem Leben sind uns sowohl die einen als auch die anderen Menschen begegnet: die einen, deren Zuwendung und

Liebe schwer zu erlangen waren, und die anderen, die sagten oder durch ihr Verhalten zum Ausdruck brachten: »Ich mag dich so, wie du bist!« Warum hören wir nicht mehr auf die Wohlwollenden?

Oft erzählen mir Klientinnen von der Anspruchshaltung in ihrem Elternhaus. Sigrid bringt mit 13 froh eine »Zwei« in der Mathearbeit nach Hause. Der Vater: »Hättest du noch mehr gearbeitet, wäre es eine Eins gewesen.« – Sie: »Aber eine Zwei ist doch eine gute Note!« – Er: »Eine Eins wäre besser. Das Bessere ist der Feind des Guten.« So werden Motivation und die Freude über den Erfolg zerstört.

Anke erzählt, wie auf jede hoffnungsfrohe Äußerung von ihr die Mutter regelmäßig entgegnete: »Freu dich nicht zu früh, das dicke Ende kommt noch!« Solche Sätze können einen dunklen Schleier über ein Leben breiten, wenn wir es zulassen.

Manchmal nenne ich diese unzufriedenen, mäkelnden Stimmen im Kopf, die aus unserer Vergangenheit stammen, die »besserwisserischen Oberlehrer«. Sie bewerten jede Handlung, meist zum Negativen hin, sie kommentieren das, was wir tun, mit abfälligen Bemerkungen: »Siehst du, da hast du wieder Mist gebaut.« – »Die Kollegin hätte das besser hinbekommen.« – »Hättest du dich mehr angestrengt, hätte es bestimmt geklappt.«

Aber die anderen gibt es auch: Menschen, die uns zugetan waren und sind, die uns ihre bedingungslose Liebe gegeben haben, eine Liebe unabhängig von Leistung oder Wohlverhalten. Diese will ich die »fehlerfreundlichen Feen« nennen (es gibt auch männliche Feen!). Sie haben uns getröstet, wenn es uns schlecht ging, sich mit uns gefreut, wenn wir etwas Schönes erlebt haben, oder uns aufgemuntert, wenn wir niedergeschlagen waren.

BEISPIEL Lesley, eine amerikanische Studentin, erinnert sich an ihre verstorbene Großmutter: »Meine Großmutter ist für mich ein starkes Erinnerungsbild an Kraft und Lebendigkeit. Gerade jetzt, wo ich bald Examen mache und mich ganz schön anstrengen muss mit den Klausuren und der Abschlussarbeit. Ich erinnere mich, wie sie mich, als ich damals aufs College kam, ermutigte, dass die Dinge besser werden würden, und dass ich meine Chance nutzen soll. Bis heute, wenn es mir nicht so gut geht, denke ich daran, was sie sagte, und an ihre Persönlichkeit, und das gibt mir irgendwie einen Extra-Anstoß, weiterzumachen und dranzubleiben.« ■

Ich glaube, dass es in jedem Leben die »besserwisserischen Oberlehrer« und die »fehlerfreundlichen Feen« gegeben hat und gibt. Hören Sie mehr auf die Feen! Nicht nur, dass sie Sie ermutigen können, sie sind auch weiser in ihrem Umgang mit den Fehlern, die jeder von uns tagtäglich begeht.

MERKE **Erinnern Sie sich an die ermutigenden Personen in Ihrem Leben, deren Zuneigung nicht an Bedingungen gebunden war.**

Lassen Sie mich das noch ein bisschen ausführen. Fehler sind ein notwendiger Bestandteil jeden Lernprozesses. Aus unseren misslungenen Versuchen lernen wir mehr als aus unseren Erfolgen. Die Psychologie nennt diese Lernstrategie »Versuch und Irrtum« (trial and error). Wenn wir aus lauter Furcht, Fehler zu begehen, uns nur auf ausgetretenen Pfaden bewegen, können wir uns auf neue Situationen nicht einstellen. Kreativität und Lebendigkeit gehen verloren. Deshalb sind Fehler meist keine Katastrophe, sondern einfach ein Zeichen dafür, dass wir uns dem gewünschten Ziel noch weiter annähern müssen. Und der gegenwärtige Lernprozess, die Anpassung an Ihre neue Lebenssituation, schreitet schnell voran!

Ein paar Fehler, die Sicherheit des Kindes betreffend, sollten Sie natürlich unbedingt vermeiden. Zum Beispiel sollten Sie niemals Ihr Baby an einem erhöhten Platz (z. B. Wickelauflage) allein lassen; selbst Neugeborene können sich schon robbend fortbewegen. Aber die meisten Fehler, die Sie begehen, sind viel harmloser. Und im Übrigen werden Sie sie nur genau einmal machen. Wenn Sie als stillende Mutter einmal eine große Portion Zaziki gegessen haben und Ihr Baby daraufhin unter starkem Bauchweh litt, werden Sie für den Rest der Stillzeit auf diese Speise verzichten. Wenn Sie mit dem Baby zu einer lärmigen Party gegangen sind und es danach die halbe Nacht geschrien hat, wissen Sie es jetzt besser.

Ja, Sie wollen alles richtig machen, Sie wollen gewissenhaft und verantwortungsbewusst sein. Sie werden notwendigerweise Fehler machen, weil diese ein Bestandteil des menschlichen Lebens sind. Lassen Sie sich von Daniel Stern, einem bedeutenden Entwicklungspsychologen, ermuntern:

»Als Mutter kann man nicht perfekt sein, die meisten Mütter werden für die normale Entwicklung des Kindes ›gut genug‹ sein. Wir können als Eltern darauf hoffen, dass unsere Fehler nicht allzu schwerwiegend sind, und dass sie nicht allzu lange unkorrigiert bleiben.«

MERKE Fehler sind nicht furchtbar, sondern fruchtbar!

Also seien Sie, im Einklang mit den fehlerfreundlichen Feen, nachsichtiger mit sich selbst! Das ist die Tücke der depressiven Stimmung: Sie hält die Lupe über Ihre Versäumnisse und macht alles klein, was Ihnen gut gelingt und was erfreulich ist. Aber Sie werden dieses Tief überwinden, und Ihr Kind wird keinen dauerhaften Schaden davontragen.

Das Wichtigste aus diesem Kapitel:

Eine Ursache für die Neigung zu Depressionen kann in unserer Entwicklung liegen.

Wenn wir von wichtigen Personen nicht gelobt und ermutigt, sondern kritisiert und demotiviert worden sind, bemühen wir uns, Fehler zu vermeiden.

Fehler machen zu dürfen, ist aber ein notwendiger Bestandteil jeden lebendigen und kreativen Lernprozesses.

Hören Sie statt auf Ihre »besserwisserischen Oberlehrer« mehr auf Ihre »fehlerfreundlichen Feen«!

Eines meiner wertvollsten Familienerbstücke ist ein silberner Henkelpokal, der von meinen ostfriesischen Vorfahren auf mich gelangt ist. In diesem Pokal wurde die »Sinbohntjesopp«, die Friesische Bohnensuppe, serviert, die es traditionell in jedem ostfriesischen Haushalt nach der Geburt eines Kindes gab. Das Rezept ist einfach: Gewaschene Rosinen werden mit Zucker in Branntwein eingelegt und müssen sich einige Wochen lang damit vollsaugen. Nach der Geburt kommen dann Verwandte, Freunde und Nachbarn zum sogenannten Kindskiek ins Haus, und das Gebräu wird aus Tässchen zu sich genommen, die Rosinen mit einem Teelöffel gegessen. Wöchnerin und Hebamme beteiligen sich natürlich am Umtrunk (Erstere hoffentlich zurückhaltend!).

In kleineren ostfriesischen Ortschaften gibt es diese Sitte bis heute. Aber wie viele von uns leben noch in einem so überschaubaren Umfeld, eingebunden in ein Geflecht von verwandtschaftlichen und freundschaftlichen Beziehungen? Wo ist die Mutter, Schwester, Nachbarin, Freundin, die die frischgebackene Mutter »mal eben« um Rat fragen kann?

Ausländerinnen aus Staaten außerhalb des europäisch-nordamerikanischen Kulturkreises sind entsetzt, wie wenig Unterstützung die jungen Mütter hierzulande von ihrer Familie bekommen. Meine indische Freundin, mit einem Deutschen verheiratet, bekam nach der Geburt sechs Wochen lang Besuch von ihrer Mutter, die ihr den Haushalt führte, besonders »stärkende« Speisen für sie kochte und dem Baby traditionelle Wiegenlieder vorsang. Der Begriff »Wochenbett« beinhaltet doch auch, dass die Wöchnerin viel Schonung und Ruhe braucht – natürlich nicht ständige Bettruhe, aber die Möglichkeit, sich von den Strapazen der Geburt zu erholen und auf ihr Baby einzustellen.

Sie haben eine große körperliche und seelische Leistung vollbracht; die Gebärmutter muss sich zurückbilden, die inneren Wunden müssen verheilen, der Milchfluss muss richtig in Gang kommen; das alles wird unter Stress viel schwieriger. Lassen Sie sich, außer vom Vater Ihres Kindes, der wahrscheinlich alles tut, was er kann, von einer Verwandten oder Freundin unterstützen, deren Anwesenheit Ihnen wirklich eine Erleichterung ist – wenn es so eine Person gibt.

Was mit dieser Aufforderung gerade nicht gemeint ist: ständige Besuche von allen möglichen Personen, die nur zum »Kindskiek« kommen, ihr Geschenk abgeben und das ruhige Gleichmaß, die Routine, die sich ja erst einspielen muss, durcheinander bringen. Das Krankenhaus, in dem ich meinen ersten Sohn geboren habe, hatte eine strikte Besuchsregelung: Nur die Väter und etwa vorhandene ältere Geschwister durften auf die Zimmer. Andere Besucher konnten sich den Nachwuchs an der Scheibe des Säuglingszimmers anschauen, wenn sie es denn vor Neugier nicht mehr aushielten. Ich fand das sehr wohltuend.

TIPP **Sichern Sie sich, wenn möglich, die Unterstützung von Personen, die Ihnen guttun!**

BEISPIEL Anja, Mutter von vier Kindern, berichtet in einem Forumsbeitrag, wie sie erst durch leidvolle Erfahrungen dazu kam, die Ruhe einzufordern, die sie im Wochenbett brauchte: »Hurra, das Kind ist geboren. Und schon tanzen alle an, um das Baby zu sehen. Wie ich das immer gehasst habe, aber leider erst bei meinem dritten Kind unterband. Mein erstes, eine Tochter, die Attraktion der Familie, war für alle das erste Enkelkind: Kaum war sie geboren, standen alle im Krankenhaus, ich kam kaum zur Ruhe. Zu Hause ging es dann weiter. Für den nächsten Tag hatte sich die Familie für einen Besuch angekündigt, die Wohnung glich einem Schlachtfeld, mein Mann war ja nun fünf Tage lang von der Arbeit direkt in die Klinik gefahren, hatte dann zu Hause nur etwas gegessen und ab ins Bett. Also erst einmal aufräumen, denn so mochte ich niemanden reinlassen. Nachdem der Besuch abends weg war, kam nur noch die Hälfte der Milch. Meine Hebamme schimpfte mit mir und meinte: ›Du brauchst Ruhe, der Haushalt ist Sache von deinem Mann.‹ Tja, der hatte sich leider die Zeit mit der Kleinen und mit Knuddeln vertrieben. Meine Milch versiegte, mir war das alles zu viel. Meine Hebamme machte mir dann Mut: ›Lassen wir das Stillen bei diesem Kind, beim nächsten wird es sicher klappen.‹ Weil mein Mann und ich uns nun das Füttern teilen konnten, hatte ich ein wenig mehr Ruhe. Leider aber nur unter der Woche, am Wochenende hatten wir bei den Großeltern auf der Matte zu stehen, zu denen wir eine gute halbe Stunde fahren mussten.

Dann das nächste Kind, und ich wollte alles anders machen. Die Entbindung war ambulant, und das Stillen bekam ich dank meiner Hebamme auch hin. Nur die Familie, bei der wir nun in der Nähe wohnten, die stand diesmal immer in der Tür. Besonders schlimm war es am Tag nach der Geburt, als ich mit dem Kleinen heimkam. Es war der erste Advent, und es war üblich, dass die Familie bei meiner Schwiegermutter zum Adventskaffee zusammensitzt. Diese Tradition hatte ich nun zwei Jahre vorher geerbt, und wir wollten auf diese Weise den Besuch mit einem

Kaffeetrinken abgehakt haben. Doch weit gefehlt, meine Eltern waren die Einzigen, die auch wirklich nach dem Kaffee gingen, erst gegen 21 Uhr hatten wir unsere Ruhe. Ich hatte in der Nacht nach der Geburt kaum geschlafen, da ich heftige Nachwehen hatte. Ich war fertig und kaputt.

Mein Sohn musste mit zwei Tagen in die Kinderklinik, weil er Atemaussetzer hatte. Ich habe mich in der Kinderklinik in der einen Nacht, wo ich mich wirklich nur um mich und mein Kind kümmern musste, etwas erholen können. Glücklicherweise durfte dort niemand außer meinem Mann zu Besuch kommen. Wieder zu Hause, ging dann der Stress weiter, Hausarbeit blieb wie üblich an mir hängen, die Weihnachtsvorbereitungen auch. Mein Mann ging zwar einkaufen und wickelte den Kleinen, damit ich auch noch Zeit für die Große hatte, doch ich war kaputt und somit auch anfällig für einen Magen- und Darmvirus, der dann leider das Ende für meine Stillzeit bedeutete.

Beim dritten Kind wurde dann vieles anders. Unser Sohn war an einem Herzfehler verstorben, und es war noch so vieles andere während seiner Lebzeit mit der Familie meines Mannes passiert, dass sie sich nicht blicken ließ. Meine Schwägerin und meine Schwiegermutter kamen nur einmal kurz ins Krankenhaus, um das inzwischen uninteressante dritte Kind zu begutachten, doch das war es glücklicherweise. So hatte ich großenteils meine Ruhe. Mein Mann kümmerte sich diesmal wirklich viel um den Haushalt, bis seine Oma einen Unfall hatte und im Krankenhaus lag. Täglich kamen nun Anrufe, was für sie zu erledigen war. Aber immerhin hatte ich dieses Mal zwei Wochen Wochenbettruhe. Als dann mein Wochenfluss zum Stoppen kam, weil ich doch wieder zu viel im Haus zu tun hatte, musste die Oma halt auf ihre tägliche Order warten. Ich war nur für meine Kinder zuständig. Mein Mann machte den Rest, bis er vier Wochen nach der Geburt wieder zur Arbeit ging.

Ich weiß, ich habe in diesem Bericht auch noch einmal viel Wut rausgelassen, aber vielleicht gibt es Menschen, die Ähnliches erleben müssen. Seid nicht so dumm wie ich, ich habe erst durch den Tod meines Sohnes die Kraft gefunden, mich gegen die Familie meines Mannes durchzusetzen. So konnte ich die erforderliche Ruhe, die ich nach der Geburt nun einmal wie jede Frau brauchte, bekommen. Ich möchte mit diesem Bericht andere junge Mütter stärken, nicht denselben Fehler zu machen wie ich. Schickt die Familie heim, wenn es euch zu viel wird! Legt euch hin, wenn euer Baby schläft, ihr braucht diese Ruhe, denn ihr müsst euch von der Geburt erholen und den fehlenden Schlaf der Nacht nachholen, nur so könnt ihr für euer Kind fit sein. Natürlich sind auch Spaziergänge für Mutter und Kind wichtig und Kontakt zu anderen Menschen. Doch alles in Maßen. Allein das Stillen gibt eigentlich schon Ruhe, lasst die Hausarbeit Hausarbeit sein. Ich habe leider den Fehler bei zwei Kindern gemacht, dass ich es hier immer ordentlich und sauber haben wollte, nicht zuletzt, weil ja immer jemand in der Tür stand, vor dem ich nicht als schlechte Hausfrau dastehen wollte. Doch das ist im Grunde unwichtig, wir sind keine Putzfrauen, wir sind Mütter!« ■

In diesem Bericht klingt, neben dem Unmut über die Schwiegerfamilie, noch manches andere an. Anja konnte wohl erst beim dritten Kind ihrem Mann begreiflich machen, dass sie in den ersten Wochen nicht wie üblich »funktionieren« konnte, dass er wirklich gefordert war, die Hausarbeit zu erledigen. Dann stellt sich die Frage, ob nicht vielleicht doch die eine oder andere Person aus der Verwandtschaft tatsächlich hätte helfen können, wenn Anja sie darum gebeten hätte. Man gewinnt den Eindruck, dass Anja tüchtig und gewissenhaft ist und niemand, auch sie selbst nicht, auf die Idee kommt, dass Unterstützung von außen angebracht sein könnte. Stattdessen lassen sich alle bedienen.

Ich glaube, dass das oft auch mit unserem Selbstbild zu tun hat, dass wir unser Bedürfnis nach Hilfe unterdrücken. Wir sind ja so selbstständig und autonom! Und wir haben unsere eigenen Vorstellungen von der Betreuung unseres Kindes und unseres Haushaltes, leben nicht mehr nach vorgegebenen, traditionellen Regeln und möchten gar nicht, dass uns jemand da »hineinfunkt«. Alles soweit richtig; aber wenn wir wirklich an die Grenzen unserer Belastbarkeit kommen, ist es kein Eingeständnis von Schwäche, sondern im Gegenteil sogar weise, wenn wir uns helfen lassen, ehe wir zusammenbrechen.

»Wir sind keine Putzfrauen, wir sind Mütter!« Wie stark setzen wir uns unter Druck, anderen keinen Anlass zur Kritik zu geben? Eine Freundin erzählte mir, dass bei einer jungen Mutter, die sie kennt, der Staubsauger immer in der Diele steht – aber nicht etwa, um Besucher zu bitten, doch für sie mal eine Runde damit durch die Wohnung zu machen (so naiv war ich!), sondern um sagen zu können: »Ach, hallo! Komm rein, ich wollte gerade staubsaugen.« Damit sollte dem kritischen Blick auf irgendwelche Krümel oder Fussel vorgebeugt werden ... Hängen Sie sich den Satz »Ich bin Mutter, keine Putzfrau!« notfalls an Ihr Schwarzes Brett!

Sie brauchen wahrscheinlich keine Rundumbetreuung, sondern einfach jemanden, der Ihnen konkrete Arbeiten abnimmt. Wie gesagt, die meisten Menschen sind sehr hilfsbereit, wenn das Ausmaß der Hilfe für sie überschaubar ist: einen Korb Wäsche legen, ein paar Oberhemden bügeln, einen Kuchen backen, den Rasen mähen usw. Vielleicht können Sie auch das eine oder andere an gewerbliche Hilfskräfte abgeben, z. B. das Fensterputzen.

Ein positiver Effekt von »Hilfe erbitten und geben« ist auch, dass es beiden Seiten guttut: Dem Nutznießer sowieso, aber eben auch dem Helfer. Und es muss auch keine einseitige Sache bleiben; es wird der Zeitpunkt kommen, an dem Sie sich revanchieren können.

TIPP **Setzen Sie sich nicht selbst unter Druck! Ihre Erholung und der Kontakt zu Ihrem Baby sind wichtiger als die Beurteilung durch die anderen.**

Wenn Sie so niedergeschlagen sind, dass Ihnen jeder Handgriff zu viel wird, kann Ihnen Ihr Arzt auch eine Hilfe im Haushalt verordnen. Bei den kirchlichen Hilfsdiensten und anderen Institutionen gibt es Familienhelferinnen. Leider sind die Krankenkassen in diesen Zeiten ziemlich restriktiv, was die Bezahlung angeht. Legen Sie – bzw. Ihr Partner oder wer Sie sonst unterstützt – Widerspruch gegen eine etwaige Ablehnung ein und fordern Sie ein konkurrierendes zweites ärztliches Gutachten!

Um Ihrer Unsicherheit im Umgang mit Ihrem Baby zu begegnen, sind Kontakte mit anderen das A und O. Treffen Sie sich mit den Müttern, die Sie in der Geburtsvorbereitung kennengelernt haben, gehen Sie zu einem Babytreff, besuchen Sie einen der zahlreichen Kurse, die bei Familienbildungsstätten angeboten werden. Die GfG – Gesellschaft für Geburtsvorbereitung, Familienbegleitung und Frauengesundheit e. V. – hat das Konzept der Fabel®-Gruppe entwickelt (Familienzentriertes Baby-Eltern-Konzept). Dabei geht es um Kontakte von Eltern und ihren Kindern, Eingehen auf die kindlichen Bedürfnisse und Entwicklungsschritte, Hilfe bei Schwierigkeiten durch die Kursleiterin, aber vor allem auch um Spaß an dem Zusammensein; ein wichtiger Grundsatz ist: Freu dich an den Entwicklungsfortschritten deines Babys, vergleiche es nicht ständig mit anderen!

Das ist nämlich eine Falle, in die wir tappen können: »Was? Dein Kind sitzt immer noch nicht frei? Also meines konnte das schon mit sieben Monaten! Willst du nicht mal lieber den Kinderarzt fragen, ob alles in Ordnung ist?« Und schon beginnt sich das Karussell im Kopf von Neuem zu drehen ...

Jeder Mensch ist ein Individuum mit ganz eigenen Stärken und Schwächen. Deshalb ist auch das Entwicklungstempo sehr unterschiedlich. Alle Zahlenangaben, in welchem Alter ein Kind eine bestimmte Fähigkeit erwirbt, sind lediglich Durchschnittswerte, mit großen möglichen Abweichungen nach oben und unten. Früher pflegten Kinderärzte zu beunruhigten Müttern zu sagen: »Keine Sorge, das wächst sich noch aus!« Von dieser Gelassenheit ist uns in unserem Bestreben, ja nichts zu versäumen, leider viel verloren gegangen. Damit wir uns nicht falsch verstehen: Selbstverständlich ist es ein Segen, dass heute krankhafte Veränderungen eher erkannt und kompetenter behandelt werden. Es geht mir hier vielmehr darum, unseren Kindern ihr eigenes Tempo und ihren eigenen Entwicklungsstil zuzugestehen.

Halten Sie sich daher von Kontaktpersonen fern, die Sie nur verunsichern. Suchen Sie den Umgang mit Leuten, die »die Kirche im Dorf lassen«, deren ruhiges Urteil Sie stärken kann.

Natürlich wollen Sie sich informieren, aber es ist eine alte psychologische Erkenntnis, dass ein Übermaß an Information wiederum die Belastung steigert. Alle Eventualitäten zu bedenken, und seien sie noch so unwahrscheinlich, verstört mehr, als dass es hilft (denken Sie z. B. an die Aufklärungsbögen vor Operationen oder die Beipackzettel der Medikamente).

Vertrauen Sie darauf, dass Sie in kürzester Zeit viele Erfahrungen sammeln und den Anforderungen der neuen Lebenssituation immer besser gewachsen sein werden.

Das Wichtigste aus diesem Kapitel:

Nehmen Sie Hilfe von außen an! Das ist kein Zeichen von Schwäche, sondern der richtigen Erkenntnis, dass Sie Großes geleistet haben und weiter leisten und dabei Unterstützung brauchen.

Halten Sie sich Besucher vom Leibe, die nicht mit anpacken, sondern im Gegenteil bedient werden wollen.

Sie sind in erster Linie Mutter, die Ordnung und Sauberkeit der Wohnung sind zweitrangig.

Suchen Sie Kontakt zu anderen Menschen in der gleichen Lebenssituation.

Vergleichen Sie Ihr Kind nicht ständig mit anderen, sondern gestehen Sie ihm seine eigene Entwicklung zu.

Schlafmangel ist eines der vordringlichsten Probleme der meisten frischgebackenen Eltern. Und es kann, wenn wir nicht achtgeben, der Ausgangspunkt einer Abwärtsspirale sein: Das Schlafdefizit verschlechtert die Stimmung – und aus der schlechten Stimmung erwachsen weitere Schlafstörungen.

Das Baby hat sich noch nicht an unseren Hell-Dunkel-Rhythmus angepasst, sondern folgt einem Rhythmus von Schlafen und Wachen in Intervallen weniger Stunden, der dem im Mutterleib ähnelt. Hinzu kommt jetzt der Hunger, der es regelmäßig weckt. Die Schlafdauer von neugeborenen und wenige Wochen alten Kindern zeigt erhebliche Schwankungen, manche schlafen 23 Stunden, andere nur zwölf. Wenn sie die Nacht zum Tage machen und nachts viel schreien, ist das eine große Belastung.

Der Satz »Der schläft wie ein Säugling« könnte falscher nicht sein! Bis zum Alter von drei Monaten haben Babys einen erheblichen Anteil, bis zu 50 Prozent, von »aktivem Schlaf«, in dem sie träumen, die Augen sich unter den Lidern heftig hin und her bewegen und in dem sie sich auch mit dem ganzen Körper unruhig verhalten. Die Aufzeichnung ihrer Gehirnströme ist dann vom Wachzustand nicht zu unterscheiden. Beim Übergang vom aktiven in den tiefen Schlaf und umgekehrt wachen sie sehr leicht auf. Schlafforscher vermuten, dass das Ganze in noch ungeklärter Weise für die weitere Reifung ihres Gehirns nötig ist. Mit drei Monaten ändert sich das Schlafverhalten; eine Anpassung an den Tag-Nacht-Rhythmus tritt ein, und der Anteil des aktiven (Traum)-Schlafes fällt auf ein Viertel, wie bei Erwachsenen. Wenn Sie also in den ersten Wochen ganz verzweifelt sind, fassen Sie Mut! Schon durch organische Entwicklungsprozesse wird sich Ihr Problem verkleinern. Drei Viertel der Kinder schlafen mit drei Monaten zumindest von Mitternacht bis zum frühen Morgen durch.

Wenn Ihr Kind aufwacht, quengelt es möglicherweise, selbst wenn es keine Beschwerden hat. Warten Sie erst einmal ab, zeigen Sie ihm durch leises Reden und sanfte Berührung, dass Sie da sind, aber nehmen Sie es nicht sofort auf. Es ist gut möglich, dass es wieder einschläft. Sollte es aber länger und heftiger schreien, nehmen Sie es auf den Arm und prüfen Sie, ob ihm etwas fehlt. Im Kapitel »Wie können wir lernen, einander zu verstehen?« hatte ich schon einige Möglichkeiten, ein schreiendes Baby zu beruhigen, erwähnt. Das Tragen ist tatsächlich oft der beste Trost, und wenn Sie Ihr Kind dazu in ein Tragetuch oder einen Tragesitz setzen, haben Sie sogar die Hände frei. Versuchen Sie es auch mal mit sanftem Schaukeln in einer Wiege (die gibt es ja nicht ohne Grund schon seit Tausenden von Jahren!) oder setzen Sie sich mit dem Baby auf einen Schaukelstuhl.

MERKE **Neugeborene haben ein völlig anderes Schlafmuster als wir; es stellt sich erst mit drei Monaten um.**

Entwicklungsbiologen und -psychologen tragen in den letzten Jahren immer mehr Belege dafür zusammen, dass unsere Kinder in gewisser Weise »zu früh«, also ziemlich unreif, auf die Welt kommen; wegen ihres großen Schädels geht es eben nicht mehr später. Alles, was den Kleinen den Übergang erleichtert, was sie die Nähe und Wärme, den Herzschlag und den Geruch der Mutter und auch des Vaters spüren lässt, entspannt sie und mindert die Probleme der ersten Säuglingszeit.

Wenn auch der Übergang zu einem Schlafrhythmus mit überwiegendem Nachtschlaf einige Wochen dauern wird, so können Sie doch Ihrem Kind durch deutliche Signale helfen, den Unterschied von Tag und Nacht besser zu erkennen. Gestalten Sie von Anfang an ein Einschlafritual: Ein warmes Bad hilft, wenn es gern badet. Danach zur Nacht ankleiden mit Schlafanzug und Schlafsack. Keine lauten Geräusche, kein grelles Licht! Füttern oder stillen und dabei ausgiebig kuscheln. Ein Gute-Nacht-Lied, vielleicht die Spieluhr, den Schnuller ... kreieren Sie Ihr eigenes Ritual und halten Sie sich daran. Schön wäre es, wenn sich der Vater beteiligt. Alle Kinder lieben diese Abläufe; ältere protestieren sogar heftig, wenn irgendetwas verändert wird.

TIPP **Teilen Sie sich mit Ihrem Partner die Betreuung des Babys, damit jeder mal ungestört schlafen kann.**

Wie kommen Sie nun an Ihre dringend erforderliche Schlafration? Viele Paare haben gute Erfahrungen damit gemacht, dass sie für die anstrengendste Zeit eine klare Aufgabenteilung vereinbaren und sich gewissermaßen im Schichtbetrieb um den kleinen Schreihals kümmern. Wenn Ihr Partner unter der Woche dringend seinen Nachtschlaf braucht, soll er sich einen anderen Schlafplatz suchen als Sie und notfalls Ohrenstöpsel benutzen. Dafür sollte er Sie dann am Wochenende entlasten. Auch zwischen den Stillmahlzeiten können Sie schlafen, wenn Sie wirklich, auch innerlich, die Verantwortung an ihn abgeben! Wenn Sie die Flasche geben, ist es noch leichter, einmal eine ganze Nacht durchzuschlafen. Sie können auch Muttermilch abpumpen und dem Vater die Fütterung überlassen, wenn Ihr Bedürfnis nach einer ungestörten Nacht unüberwindlich groß wird.

Ein befreundetes Paar fand folgende Regelung: Die Mutter legte sich unmittelbar nach dem Abendessen ins Bett, und der Vater betreute die Zwillinge bis Mitternacht. Danach war sie an der Reihe, hatte aber dann zumindest schon vier Stunden gut geschlafen.

Schlafmangel, das kann Sie vielleicht ein bisschen beruhigen, führt dazu, dass die wirklich lebensnotwendigen Schlafphasen, der Tiefschlaf und der Traumschlaf, einen größeren Anteil einnehmen. Sie kommen also tatsächlich mit einer kürzeren Dauer aus als sonst.

Anja, die Mutter aus dem letzten Kapitel, hatte ja schon hervorgehoben, wie wichtig es ist, sich auch tagsüber Ruhepausen zu gönnen, statt die Wohnung in Ordnung zu bringen. Vormittags können die wenigsten Menschen schlafen, selbst wenn sie übermüdet sind, weil wir da unser Aktivitätsmaximum haben. Aber spätestens mittags legen Sie sich hin, wenn Ihr Baby schläft! Verplempern Sie keine Zeit damit, noch schnell dies oder das zu erledigen, stellen Sie Telefon, Handy und Türklingel ab. Ich habe die Erfahrung gemacht, dass ich als Mutter viel leichter aufzuwecken war als vorher, auf der anderen Seite aber auch jede Zeit, und wenn es nur eine halbe Stunde war, zum kurzen Nickerchen nutzen konnte.

TIPP **Nutzen Sie jede Gelegenheit, tagsüber zu schlafen.**

Vielleicht findet sich jemand, eine Freundin oder eine Schülerin aus der Nachbarschaft, die nachmittags für anderthalb Stunden mit Ihrem Baby im Kinderwagen spazieren geht. Und in dieser Zeit schlafen Sie dann, egal wie es bei Ihnen aussieht!

Was können Sie tun, wenn Ihnen das Einschlafen schwerfällt, tagsüber oder nachts?

Legen Sie sich hin und schließen Sie die Augen. Atmen Sie einige Male tief aus. Stellen Sie sich vor, dass mit dem Ausatmen Anspannung und Stress Ihren Körper verlassen. Warten Sie dabei, bis das Einatmen von selbst geschieht. Stellen Sie sich vor, dass mit dem frischen Sauerstoff Lebensenergie und Zuversicht in Ihren Körper einströmen. Atmen Sie ruhig weiter, erinnern Sie sich an die Atemübungen aus Ihrem Geburtsvorbereitungskurs. Spüren Sie, wie sich der Bauch im Rhythmus Ihres Atems leicht hebt und senkt. Hören Sie über Kopfhörer leise eine Musik, die für Sie entspannend ist. Auch wenn Sie nicht schlafen, ist dieses entspannte Ruhen erholsam für Ihren Körper und Ihre Seele. Wenn Sie schon ältere Kinder haben, können Sie vielleicht mit ihnen solche Ruhepausen halten, selbst wenn keiner dabei schläft.

Halten Sie in Bezug auf die Routine des Schlafengehens auch für sich selbst feste Regeln ein. Vermeiden Sie aufregende Filme oder Bücher und gehen Sie lieber ein paar Schritte an die frische Luft. Keinen Alkohol – die Flasche Bier oder das Glas Wein machen zwar ein bisschen müde, aber der Schlaf wird unruhiger. Trinken Sie ein großes Glas warme Milch mit Honig. Das in der Milch enthaltene Tryptophan erhöht die Schlafbereitschaft. Nehmen Sie ein heißes Fußbad; das entspannt, und mit warmen Füßen schläft es sich besser ein. Ihr Schlafzimmer sollte gut belüftet und nicht zu warm sein. Auch für Ihr Baby, wenn es bei Ihnen im Zimmer schläft, ist eine Temperatur von 18 Grad völlig ausreichend.

Wenn Sie nachts wach liegen und nach etwa einer halben Stunde ohne Störung nicht einschlafen konnten, stehen Sie auf.

Am schlimmsten ist nämlich das Schielen nach der Uhr, der Gedanke: Oh je, ich schlafe immer noch nicht, gleich meldet sich das Kind wieder, und ich habe keine Minute geschlafen! Aber erzwingen können Sie es nicht, und durch die Anspannung geht die Schlafbereitschaft erst recht verloren. »Heroische« Naturen erledigen in dieser Situation langweilige Hausarbeit wie Wäsche legen und haben dann zumindest etwas geschafft. Aber hören Sie lieber leise Musik, betrachten Sie einen Bildband mit schönen Fotos, irgendetwas, das Sie aufbaut. Denken Sie an die Zukunft, an die Zeit, wenn diese Probleme ausgestanden sein werden.

MERKE Halten Sie, wie bei Ihrem Baby, auch bei sich Schlafregeln ein.

Wenn Sie sich allerdings in der Nacht mit Sorgen quälen, die Ihnen den Schlaf rauben, wenn die Gedanken in Ihrem Kopf immer wieder um Ihre Enttäuschung oder Ihr Versagen kreisen, dann brauchen Sie umgehend Hilfe!

Das Wichtigste aus diesem Kapitel:

In den ersten drei Monaten haben Babys noch ein völlig »aus dem Rahmen fallendes« Schlafmuster, erst danach stellen sie sich auf unser Schlafmuster um.

Teilen Sie sich mit Ihrem Partner im »Schichtdienst« die Betreuung Ihres Babys und schlafen Sie möglichst viel, wenn es selbst schläft.

Wenn Sie nicht schlafen können, weil Sie zu viele Sorgen haben, über die Sie grübeln, brauchen Sie Hilfe. Das deutet auf einen depressiven Zustand hin.

Wie können wir in der geänderten Familiensituation die Liebe erhalten?

Dass mit der Ankunft eines neuen Familienmitgliedes sofort alles »rund« läuft, ist eher die Ausnahme als die Regel. Vor allem beim ersten Kind ist das so. Zu den Rollen, die Sie bis jetzt in ihrem Leben gespielt haben – Kind Ihrer Eltern, Schwester/Bruder, Freund/-in, Kollege/-in, Partner/-in – kommt eine ganz entscheidende neu hinzu, die lebenslang verpflichtende Rolle als Mutter bzw. Vater. Da kann es einem schon oft mulmig werden! Aber Sie werden in diese neue Rolle hineinwachsen. Sie erleben eine Lebenskrise, was keineswegs negativ zu verstehen ist: Eine Lebenskrise ist eine gewaltige Umstellung Ihrer Lebensumstände, auf die Sie mit Anpassungsreaktionen antworten.

Hilfreich ist es, wenn Sie erst einmal abwartend und ganz unvoreingenommen an alles herangehen. Die Idealvorstellungen, die in manchen Köpfen schweben und die auch von vielen Medien und Büchern verbreitet werden, sind eben nicht mit der Realität, mit Unbehagen, Müdigkeit, Erschöpfung und Ratlosigkeit zu vereinbaren. Erinnern Sie sich immer an den Satz von Daniel Stern: Sie werden in der Bewältigung nicht perfekt, aber höchstwahrscheinlich »hinreichend gut« sein. Die meisten Eltern sagen trotz allem: »Ich habe überhaupt nicht gewusst, dass ich dieses kleine Bündel Mensch so lieb haben kann!« Schöpfen Sie aus dieser Liebe, aus dem Stolz, Eltern dieses Kindes zu sein, auch die Zuversicht, dass Sie mit den Schwierigkeiten fertig werden.

Aus der Zweierbeziehung eines Paares wird beim ersten Kind eine Dreierbeziehung. Dass solche Dreiecke schwierig sein können, haben Sie auch schon bei Freundschaften oder im

Geschwisterkreis erlebt. Immer besteht die Gefahr, dass zwei Personen sich näher sind und der Dritte sich dann ausgeschlossen fühlt. Beim Umgang mit einem Neugeborenen kann sich sehr leicht der Vater ausgeschlossen fühlen. Allein schon über das Stillen hat die Mutter-Kind-Beziehung eine Intimität und Ausschließlichkeit, zu der er keinen Zugang hat. Und wenn er, wie es das häufigste Lebensmodell ist, viel weniger Zeit mit seinem Baby verbringt als die Mutter, mag es auch sein, dass er einfach viel ungeübter im Umgang ist. Viele Väter erzählen, wie frustrierend es für sie ist, wenn sie sich lange vergeblich bemüht haben, ihr schreiendes Kind zu beruhigen – und dann die Mama kommt, es an die Brust (lateinisch »mamma«) legt und Harmonie und Zufriedenheit einkehren!

Diese Situation ist ja unvermeidlich. Probleme entstehen dadurch, dass man die gegenwärtige Unzufriedenheit mit den rosaroten Idealen vergleicht oder sich gegenseitig Vorwürfe macht.

BEISPIEL Bernd und Anna, ein junges Elternpaar, schildern eine solche Situation: »Als ich Anna sagte, dass ich mich ausgeschlossen fühle, wurde sie gleich furchtbar wütend. Sie meinte, dass ich gar nicht wüsste und gar nicht anerkennen würde, was sie alles für Einschränkungen auf sich nehme. Ich solle doch dankbar dafür sein, dass sie meinen Sohn so lange stille. Außerdem müssten Männer halt zugunsten des Kindes zurückstecken. Das könne sie als Frau wohl doch verlangen.« ■

Es wäre sinnvoller, erst einmal einzusehen, dass nicht der Partner daran »schuld« ist, dass sich nicht alle Wunschträume verwirklichen lassen, und dann darüber nachzudenken, wie der Konflikt gelöst werden könnte. Entweder erträgt Bernd die Situation, die ja nicht ewig anhalten wird, oder das Paar überlegt, wie er mit dem Baby und mit Anna mehr zufriedenstellende Zeit verbringen kann. Das offene Gespräch ist die Grundvoraussetzung!

Paare, die eine Beratungsstelle aufsuchen, berichten sehr oft, dass es mit der Geburt des ersten Kindes bei ihnen begonnen habe zu kriseln. Besonders gefährlich für die Beziehung ist es, wenn einer oder beide sich zurückziehen und ihre Frustration in sich hineinfressen. Eine solche Situation kann auch eine Neigung zur Depression verschlimmern. Aber im Gespräch miteinander gibt es ein paar »Kommunikationskiller«, die unbedingt zu vermeiden sind:

- dem anderen ins Wort fallen
- Vorwürfe und Schuldzuweisungen
- Deutungen (z. B. »Du stillst das Baby ja nur so lange, um deiner Mutter etwas zu beweisen!«)
- »Aufwärmen« von alten Streitigkeiten
- die eigene Sichtweise als die allgemeingültige, »vernünftige« darstellen.

Eine Grundvoraussetzung ist es also, anzuerkennen, dass der andere viele Dinge anders wahrnimmt als man selbst, und sich darüber auszutauschen. Wenn die Fronten schon verhärtet sind, kann es helfen, einen Freund oder ein befreundetes Paar dazu zu bitten, die gewissermaßen als Moderatoren dienen und verhindern, dass die Emotionen überkochen. Das Buch »Eltern werden – Partner bleiben« von Eva Tillmetz und Peter Themessl kann ich Ihnen als Hilfe in dieser Situation wärmstens empfehlen.

Nicht nur wir Frauen erleben eine massive Verschiebung unserer Rolle, den Partnern geht es ebenso. Wenn die Frau, zumindest zeitweise, aus dem Berufsleben ausscheidet, ist der

Mann der Ernährer und fühlt sich für die Versorgung seiner Familie viel mehr in der Alleinverantwortung. Da sich aber zur Zeit kaum jemand seines Arbeitsplatzes ganz sicher sein kann, entsteht möglicherweise zusätzlicher Druck, im Beruf besonders gewissenhaft zu sein. Und auch die Erwartungen der Kollegen und Vorgesetzten gehen in diese Richtung: Da ist jetzt die Frau zu Hause und kann den Haushalt erledigen. Und auf einmal sind wir in einer Rollenverteilung, die wir eigentlich hinter uns gelassen hatten! Auch dies ist eine Quelle für Frust von beiden Seiten, der sich aufstauen kann, wenn man sich nicht darüber austauscht.

»Das bisschen Haushalt« war vorher kein großer Konfliktherd. Aber mit der Rollenverschiebung kann sich das urplötzlich ändern. Und wenn jeder meint, der andere habe ja den besseren Part erwischt, und Gereiztheit und gegenseitige Vorhaltungen zunehmen, dann kann aus der – ganz wertfrei gesehenen – Lebenskrise eine ernste Gefahr für die Paarbeziehung werden. Lassen Sie es nicht so weit kommen!

TIPP **Bleiben Sie miteinander ohne Vorwürfe und Schuldzuweisungen im Gespräch.**

Viele Paare beklagen den starken Druck, den allein die Bewältigung des Alltags auf sie ausübt. Alles will bedacht und organisiert sein, spontane Einfälle, z. B. sich einmal mit Freunden zu treffen oder kurzfristig übers Wochenende wegzufahren, sind erst einmal (fast) unmöglich. Familienfahrten erfordern einen Aufwand wie ein Heereszug über die Alpen! Die gemeinsame Rolle »Eltern« kann so beanspruchend sein, dass sich die Kommunikation fast nur noch darauf beschränkt.

Je erschöpfter oder deprimierter Sie sind, je mehr Schwierigkeiten Sie mit Ihrem Baby haben, desto schwieriger ist es natürlich, überhaupt noch Zeit und Energie aufzubringen, um die Beziehung zum Partner zu pflegen. Versuchen Sie trotzdem, sich jede Woche mindestens zwei Stunden ganz auf den anderen einzustellen und das Baby einmal »außen vor« zu lassen. Besorgen Sie für die Zeit, wenn es geht, einen Babysitter, und setzen Sie sich an einen ungestörten Ort und tauschen Sie sich aus. Tun Sie auch etwas, das Ihnen beiden gefällt (Essen gehen, Kinobesuch ...). Und wenn Sie als Mutter merken, dass Ihre Stimmung immer mehr in den Keller geht, dass Sie sich immer matter und pessimistischer fühlen, und dass Sie befürchten, eine Depression zu haben, dann sprechen Sie auch das aus. Natürlich kann es sein, dass Ihr Partner erst einmal abwiegelt oder verständnislos reagiert: »Es läuft doch alles bestens, was hast du bloß?« Lassen Sie ihn das Kapitel »Wie können wir unserem ›Sorgenkind‹ beistehen?« lesen. Und besprechen Sie dann beide gemeinsam, wie Ihnen geholfen werden kann.

Es ist übrigens gar nicht so selten, dass auch Väter eine depressive Verstimmung erleiden, weil sie sich an mehreren Fronten unter Druck gesetzt fühlen. Sie versuchen das dann meist durch vermehrten Einsatz im Beruf zu überspielen, weil das das Feld ist, auf dem sie sich am kompetentesten fühlen. Dieser Rückzug aus der Verantwortung in der Familie wird zu einer weiteren Entfremdung des Paares führen, wenn er nicht die Karten offen auf den Tisch legt. Und natürlich kann auch ein Mann Hilfe bei einem guten Freund, einem Seelsorger oder einem Therapeuten suchen.

Bedenken Sie auch immer, dass die Zeit, in der Sie in solcher Ausschließlichkeit für die Versorgung Ihres Kindes bzw. Ihrer

Kinder zuständig sind, bezogen auf Ihre Lebenszeit insgesamt recht gering ist. Und wenn Ihr Nachwuchs dann in die erste Betreuung außer Haus geht, werden Sie wahrscheinlich sogar ein bisschen wehmütig sein, dass ein Lebensabschnitt zu Ende geht. Aber in dieser anstrengenden Zeit müssen Sie achtgeben, den anderen nicht aus dem Blick zu verlieren. Deshalb ist ein solcher Austausch ohne Kind (und natürlich über andere Themen als »was macht es wohl gerade, und kommt der Babysitter zurecht?«) fast lebensnotwendig!

TIPP **Halten Sie eine regelmäßige »Partnerzeit« ein, in der Sie sich austauschen können und etwas tun, was Ihnen beiden gefällt.**

Schauen wir uns das Dreieck noch einmal an: Vor der Geburt des Kindes waren die Partner sich gegenseitig genug. Nach der Geburt wird das Kind dann zum wichtigsten Liebesobjekt für die Mutter – zum einen faktisch von der Zeit, die sie mit ihm verbringt, und oft auch gefühlsmäßig. Ein Baby übt auf die meisten Mütter einen unwiderstehlichen Reiz aus: das runde Köpfchen, die großen Augen, die weichen Haare, der Geruch und gar das zahnlose Lächeln! Das sind sozusagen die »Knöpfe«, die gedrückt werden, um die Mühen der Versorgung zu versüßen. Neben der Zärtlichkeit für Ihr Kind bleibt oft nur noch wenig Zeit und Raum für Ihren Partner. Und obwohl er wahrscheinlich auch voller Vaterstolz und Liebe zu dem Kind ist, würde er auch gerne wieder mit Ihnen schlafen.

Ich kann das Thema hier nur anreißen. Viele Mütter (auch manche Väter!) haben in den ersten Monaten nach der Geburt eigentlich gar keine sexuellen Wünsche. Da kommen ganz verschiedene Ursachen zusammen. Schlafmangel und Erschöpfung lassen keine erotische Stimmung aufkommen. Beschwerden durch Verletzungen unter der Geburt kommen hinzu. Wenn die Mutter stillt, ist die Brust buchstäblich durch das Baby »besetzt«. Und die Ungestörtheit, die es braucht, um sich fallen zu lassen, ist oft auch nicht da, weil gerade im »passenden« Moment Geschrei ertönen könnte.

In früheren Menschheitszeiten war es lebensnotwendig für das Baby, dass die Mutter nicht so schnell wieder schwanger wurde. Durch das Stillen wird ja auch der normale Zyklus unterbunden, wenn man sich darauf auch nicht ganz verlassen kann. Auch heute noch gibt es bei vielen Völkern ein Verbot für Geschlechtsverkehr in den ersten Monaten. Das alles hat natürlich den Sinn, erst einmal diesen kleinen Menschen, der dringend auf Versorgung angewiesen ist, heranwachsen zu lassen. Und dieses alte Verhaltensprogramm findet sich in Ansätzen auch noch bei uns.

Das alles soll Sie nicht resignieren lassen, sondern Sie ermutigen, geduldig mit sich und dem Partner zu sein. Die Zeiten werden auch wieder entspannter; wichtig ist, dass sich in dieser Spanne nicht so viel Frust aufgebaut hat, dass Sie den Weg zueinander nicht mehr finden. Zeigen Sie einander durch kleine Gesten, dass Sie sich lieben und schätzen, lassen Sie den Gesprächsfaden nicht abreißen. Für Männer hat die Wiederaufnahme des sexuellen Kontakts einen höheren Stellenwert, bestimmt stärker ihr Selbstwertgefühl und ihre Zufriedenheit; für Frauen steht oft der Wunsch im Vordergrund, einfach mal »ohne Hintergedanken« in den Arm genommen zu werden und Streicheleinheiten zu bekommen. Kommen Sie sich auf halbem Wege entgegen!

MERKE **Ihre Liebesbeziehung muss nach der Geburt vielleicht »überwintern«. Lassen Sie sie nicht erfrieren!**

Wenn die Energielosigkeit, Mattigkeit und Traurigkeit in der Depression Sie befallen, ist Ihr sexuelles Begehren wahrscheinlich nahe null. Aber in dem Maße, in dem es Ihnen besser geht, wird es auch zurückkehren. Irgendwelchen Leistungsdruck und den »besserwisserischen Oberlehrer« in Ihrem Kopf, der abwertende Kommentare abgibt, können Sie jetzt gar nicht gebrauchen. Schließlich ist es nicht Ihr Versagen, sondern Sie sind krank und benötigen Hilfe.

Beim Zuwachs in der Familie ist der Sprung von der Paarbeziehung zur »Dreisamkeit« natürlich der gewaltigste. Aber auch wenn weitere Kinder geboren werden, müssen die Beziehungen in der Familie immer wieder neu austariert werden. Beim zweiten Kind ist für die Erwachsenen vieles einfacher; die faktische Belastung kann trotzdem enorm sein, vor allem wenn der Altersabstand der Kinder gering ist. Hier ist das ältere Geschwisterkind in der schwierigsten Situation, weil es seine privilegierte Position als »Prinz« bzw. »Prinzessin« verliert und die Nettozeit, in der man sich um es kümmert, natürlich drastisch schrumpft. Eine realistische Vorbereitung schon in der Schwangerschaft kann manches auffangen.

»Freust du dich denn über das Baby?«, wird das ältere Kind von Erwachsenen oft gefragt. Warum sollte es sich eigentlich freuen? Erst einmal erlebt es nur Einbußen, und die Aussicht, mit dem Brüderchen oder Schwesterchen spielen zu können, liegt in einer nebulösen Zukunft. Sinnvoll kann es sein, seine größere Tüchtigkeit gegenüber diesem Baby herauszustellen, ihm kleine Hilfeleistungen zu übertragen und es entsprechend zu loben und zu bestärken. Auch dass der Papa sich gezielt dem/der »Großen« zuwendet, kann manche Eifersucht entschärfen. Kinder sind ja in ihrer emotionalen Direktheit oft heilsam; die

Frage: »Hast du mich genauso lieb wie das Baby?«, hätte der Vater möglicherweise auch stellen können.

Genauso, wie Sie es als Paar hoffentlich gemacht haben, sollten Sie auch Ihrem Erstgeborenen »Qualitätszeit« geben, ihm z. B. etwas vorlesen, wenn das Baby schläft. Und machen Sie aus der Stillzeit tagsüber »Kuschelzeit zu dritt«, schließen Sie das große Kind nicht aus. Das alles ist wieder viel wichtiger als die Ordnung und Staubfreiheit der Wohnung.

MERKE Auch Ihr älteres Kind braucht Streicheleinheiten!

Wenn Sie bei einem vorangegangenen Kind eine postpartale Depression oder Anflüge davon erlitten haben, sind Sie hoffentlich vorgewarnt und wissen, welche Bedingungen Sie besonders belastet haben. Die Möglichkeit, Medikamente einzunehmen, wird im Kapitel »Können mir Medikamente helfen?« noch ausführlicher behandelt.

Das Wichtigste aus diesem Kapitel:

Verabschieden Sie sich von Idealvorstellungen.

Der Wechsel von der Zweisamkeit zur »Dreisamkeit« muss erst einmal verarbeitet werden.

Sie brauchen als Paar regelmäßig Zeit, um Ihre Beziehung lebendig zu erhalten; Sie sind nicht nur »Mama und Papa«.

Wenn ein weiteres Kind geboren wird, braucht auch das ältere Geschwisterkind »Qualitätszeit«.

Dieses Kapitel soll Ihnen einen Eindruck vermitteln, auf welch vielfältigen Wegen Sie wieder Energie gewinnen können, um die Erschöpfung und schlechte Stimmung zu überwinden. Wie gesagt, wer immer nur gibt und nie seine Akkus wieder auflädt, kann auf die Dauer nicht existieren.

In den vorangegangenen Kapiteln sind einige wichtige Kraftquellen angesprochen worden: so viel Schlaf wie möglich, ausreichende Bewegung, zeitweise Entlastung durch hilfreiche Menschen, Kontakt mit gleichermaßen Betroffenen und anderen Menschen. In einer australischen Studie sagten Frauen nach überstandener postpartaler Depression, dass folgende Punkte ihnen am meisten geholfen hatten:

- »einen verständnisvollen Gesprächspartner zu finden«
- »Zeit für mich selbst zu bekommen«
- »unter Menschen zu kommen«
- »Beratung zu erhalten«.

Durch das Internet haben sich die Kontaktmöglichkeiten revolutioniert. Auf einer Vielzahl von Webseiten und in Foren können Sie Informationen erhalten und sich mit anderen austauschen. Sehr hilfreich finde ich den Auftritt des Vereins »Schatten und Licht e. V.«. Im Anhang finden Sie diese und auch einige andere Webadressen. Durch den Kontakt mit anderen, die Gleiches oder Ähnliches empfinden, wird der Teufelskreis der Depression, die Abwärtsspirale unterbrochen. Sie sind keine Versagerin, Sie stehen auch nicht allein, während ringsherum bei anderen jungen Familien »alles bestens« läuft.

Eine kleine Einschränkung will ich machen: Ihre Erleichterung, verwandte Seelen gefunden zu haben, mag so groß sein, dass Sie relativ viel Zeit in diesen Foren verbringen. Suchen Sie aber auch Kontakte vor Ort, machen Sie »ganz normale Sachen« zusammen mit Ihrem Baby: eine Krabbelgruppe, vielleicht das Babyschwimmen oder ein spezielleres Angebot einer Familienbildungsstätte. Aber das Ganze soll wiederum nicht in Leistungsdruck ausarten; tun Sie das, was Ihnen und Ihrem Kind Freude macht! Das Baby lernt im ersten Lebensjahr auch ohne spezielle Angebote so ungeheuer viel.

Der Punkt »Auszeit« betrifft jede Mutter, die rund um die Uhr für ihr Kind im Einsatz ist. Planen Sie eine Aktivität pro Woche für sich ein, bei der Sie alle Verantwortung los sind. Ihr Partner oder eine andere vertrauenswürdige Person betreut in der Zeit das Baby. Wenn Sie voll stillen, ist auch das kein Hinderungsgrund. Sie können Milch abpumpen, oder es kann auch einmal pro Woche die Flasche gegeben werden. In dieser freien Zeit tun Sie etwas nur für sich allein. Sie werden erfrischt und gestärkt von Ihrer Gymnastikstunde, Ihrem Kurs in der Volkshochschule, Ihrem Plausch mit einer guten Freundin zurückkommen. Ich war oft erstaunt, wie viel Energie dieser simple Ratschlag bei frustrierten Müttern freisetzen konnte.

Möglicherweise haben Sie von vornherein nur eine begrenzte Auszeit von der Berufstätigkeit geplant, z.B. die bezahlte Elternzeit. Ich habe immer wieder erlebt, dass Frauen, die unter der Monotonie, den wiederkehrenden, wenig erfüllenden Hausfrauentätigkeiten litten, schon auflebten, wenn sie nur ein paar Stunden pro Woche wieder arbeiten gingen. Sie genossen dieses Gefühl, das man zu Hause immer vermisst: in einer festgesetzten Zeit etwas erledigen und einen Haken dranmachen zu können! Ich will damit auf keinen Fall die Haus- und Familienarbeit gering schätzen; aber es ist zumeist so, dass wir uns im Haushalt in einer Vielzahl von Aufgaben verzetteln und nur wenig Anerkennung erfahren. Lösungen, die für Frauen und für Männer (!) die Fürsorge für die Familie und den häuslichen Bereich und die Berufstätigkeit wirklich vereinbar machen, würden meines Erachtens auch unserer Gesellschaft insgesamt sehr guttun.

MERKE **Eine feste Auszeit pro Woche entlastet uns vom Gefühl, rund um die Uhr nur für das Kind da sein zu müssen.**

Es folgen eine Menge Vorschläge für aufbauende Aktivitäten oder Gestaltungen. Suchen Sie sich davon etwas aus, das Ihnen zusagt. Aber denken Sie daran: Das ist kein »Unterhaltungsprogramm für frustrierte Familienfrauen«. Es ist unumgänglich, sich selbst etwas Gutes zu tun, wenn man für die Familie immer da sein soll.

Licht und Farben

Mangelndes Tageslicht spielt in der Entstehung von Depressionen oder zumindest bedrückter Stimmung eine wichtige Rolle. So erleiden manche Menschen eine Winterdepression (SAD = Seasonal Affective Disorder); in den skandinavischen Ländern sind es um die 20 Prozent. Das Hormon Melatonin, das bei Dämmerung oder Dunkelheit vermehrt ausgeschüttet wird, scheint hier die entscheidende Rolle zu spielen. Die Behandlung ist ziemlich klar und eindeutig: mehr Licht!

Das heißt: Auch in den Wintermonaten, wenn das Wetter vielleicht nicht einladend ist, täglich ins Freie! Unter freiem Himmel ist die Lichtintensität um ein Vielfaches höher als in geschlossenen Räumen. »Gute-Laune-Lampen«, also sehr helle Lampen, die in ihrer Farbe dem Tageslicht ähneln, werden auch mit Erfolg eingesetzt. Wenn Sie an sich beobachten, dass Dämmerlicht Ihre Stimmung deutlich verschlechtert, versuchen Sie es mit einer solchen Lampe. Wichtig ist aber, dass die Farbe möglichst natürlich ist; das Licht der verbreiteten Leuchtstoffröhren ist viel zu blau-violett.

Bei den Farben sind vor allem gelb und orange stimmungsaufhellend. Besorgen Sie sich einen dünnen Stoff in einer dieser Farben und dekorieren Sie eine helle Lampe damit. Gefallen Ihnen Edelsteinlampen? Orangencalcit, Rosenquarz und Bergkristall sind die richtigen Steine für Sie. Verbannen Sie dunkle Farben ganz aus Ihrem Wohnbereich.

MERKE Helligkeit und Sonnenfarben bauen Ihre Seele auf.

Wenn Sie Pflanzen und Blumen mögen, halten Sie sich immer etwas Blühendes. Säen Sie Kapuzinerkresse in Ihre Blumenkästen; die ist völlig anspruchslos und treibt von Mai bis Oktober hübsche Blüten in Orange, Gelb oder Rot, die man sogar als Beilage zum Salat verwenden kann. Setzen Sie im Dezember im Zimmer Blumenzwiebeln an, Hyazinthen oder Narzissen; nach sechs Wochen haben Sie einen Vorgeschmack auf den Frühling.

Hängen Sie an die Wände, die Sie häufig in den Blick nehmen, Bilder, die Ihnen gut gefallen und persönlich etwas bedeuten. Vielleicht haben Sie schöne Fotos von Gegenden, in denen Sie Urlaub gemacht haben. Lassen Sie einige auf Posterformat vergrößern.

Musik hat von allen Künsten den direktesten Zugang zu unseren Emotionen. Machen Sie sich das bewusst, hören Sie Musik nicht als Hintergrundgedudel. Wenn Sie sich sehr matt und energielos fühlen, versuchen Sie mal, über Kopfhörer rhythmische, schnelle und laute Musik zu hören. Probieren Sie aus, ob der Rhythmus Ihren Körper ergreift, wippen Sie mit den Zehen, wiegen Sie sich in den Hüften, stampfen Sie mit den Füßen auf. Auch während Ihrer Aktivitäten im Freien können Sie den Takt der Musik auf Ihre Bewegungen übertragen.

Wenn Sie umgekehrt eher angespannt und ruhelos sind, sollten Sie vielleicht eine Musik in mäßigerem Tempo wählen, die Ihnen hilft, einen Gang herunterzuschalten. Ausgesprochene Entspannungsmusik ist weniger geeignet, weil da der Kontrast zu Ihrer Nervosität zu groß ist. Mit manchen Musikstücken verbinden wir sehr lebhafte Erinnerungen; suchen Sie etwas aus, das Sie an eine glückliche Situation oder Periode in Ihrem Leben denken lässt. Rufen Sie sich die Erinnerung ins Gedächtnis und sagen Sie sich, dass auch für Sie wieder bessere Zeiten kommen werden. Vielleicht sagt Ihnen das im Augenblick nur Ihr Verstand, und das Gefühl spielt nicht mit. Aber es geht wieder aufwärts, das versichern Ihnen alle, die es überstanden haben!

Welche Art von Entspannungsmusik Ihnen zusagt, z. B. vor dem Einschlafen, ist individuell besonders verschieden; das müssen Sie ausprobieren. Schlichte, klare Lieder, gesungen von einer schönen Stimme mit wenig Begleitung, sind nach meiner Erfahrung oft besser geeignet als elektronisches Gezirpe, das Sie in unendliche Sphären entführen soll. Das ist bei Ihnen im

Augenblick nicht angesagt; Sie müssen in einer neuen Lebenssituation ankommen und sich da wieder finden.

Instrumente, die der menschlichen Stimme ähnlich sind, eine tiefe Flöte, die Klarinette, das Cello, sprechen Sie direkter an als sehr hohe oder sehr tiefe Klänge. Aber wie gesagt, da hat jeder seine speziellen Vorlieben.

MERKE **Musik kann unsere Seele harmonisieren und uns neue Energie tanken lassen.**

Noch besser als Musik hören: Singen Sie selbst! Durch das tiefe Ausatmen lassen wir unwillkürlich Druck ab, das nachfolgende tiefe Einatmen verbessert unsere Sauerstoffversorgung und macht uns frischer. Einige Studien aus den letzten Jahren belegen, dass Singen vor Depressionen schützen kann oder sie wirksam bekämpft. Sagen Sie nicht, dass Sie nicht singen können. Es muss ja zunächst niemand hören – außer vielleicht Ihr Baby, und das liebt Ihre Stimme, egal wie schräg die Töne kommen! Singen Sie für sich selbst oder für Ihr Kind einfache Kinderlieder, trällern Sie irgendwelche Schlager oder singen Sie mit, wenn Ihnen ein Lied aus dem Radio gefällt. Im Auto ist übrigens ein guter Platz dazu.

Wiegenlieder, also Lieder, die Mütter für ihre Babys singen, sind auf der ganzen Welt ziemlich ähnlich und werden schnell als solche erkannt. Sie sind einfach, mit Melodieteilen, die sich wiederholen, werden eher leise gesungen, und ihr Tempo entspricht ungefähr dem menschlichen Puls, also 60 bis 70 Schläge pro Minute. Wir können immer wieder feststellen, dass Babys durch Reize beruhigt werden, die ihnen aus der Zeit im Mutterleib schon irgendwie vertraut sind. Besorgen

Sie sich ein Büchlein mit solchen Liedern; sie können auch Bestandteil Ihres Baby-Einschlafrituals sein. Wenn Sie das Kind erst einmal auf dem Arm halten und leicht bewegen, während Sie ein Wiegenlied singen, verbindet es diese Melodie mit »Geborgenheit« und beruhigt sich dann auch eher allein durch den Klang Ihrer Stimme. Genießen Sie es bewusst, wenn Ihr Baby Ihnen zuhört!

Für Sie persönlich gibt es noch andere Laute, die Ihnen möglicherweise guttun. Seufzen und stöhnen Sie einmal. Das ist ja eine ganz instinktive Art, um seelischen Druck abzulassen. Vielleicht haben Sie auch schon in Ihrer Geburtsvorbereitung Anleitung zum »Tönen« unter der Geburt bekommen. Die dunklen Laute wie »Aah«, »Ooh« oder »Uuh«, bei denen Sie den Mund weit aufmachen müssen, befreien von Druck. »E« oder »I« sperren ihn eher ein, weil wir ja dabei die Zähne zusammenbringen. »Die Zähne zusammenzubeißen«, auch im übertragenen Sinn, bringt Sie nicht weiter!

Gerüche und Aromen

Unser Geruchssinn ist im Gehirn direkt der Gefühlsverarbeitung benachbart. Das erklärt, warum wir mit Gerüchen oft Stimmungen verbinden. Wir empfinden buchstäblich: »Diese Person kann ich nicht riechen!« Sie kennen sicherlich auch die Empfindung, dass Ihnen ein Geruch in die Nase steigt und gleich darauf eine Erinnerung vor Ihnen auftaucht.

Der Geruch der zarten Haut Ihres Babys gefällt Ihnen wahrscheinlich besonders gut. Aber den säuerlichen Geruch seines Erbrochenen oder gar den Geruch voller Windeln mag niemand. In diesem Punkt sollten Sie »pingelig« sein und die stinkenden

Überbleibsel immer schnell aus Ihrem Wohnbereich entfernen. Gestank drückt auf die Stimmung.

Umgekehrt hebt Wohlgeruch die Laune. Was riechen Sie besonders gern? Vielleicht:

- frisch gebackenes Brot oder Kuchen
- Wäsche, die auf der Leine in Sonne und Wind getrocknet ist
- frisch gemähtes Gras
- einen Nadelwald in der Sommerwärme
- die salzige Gischt am Meer

Nehmen Sie gute Gerüche bewusst auf, wo sie Ihnen begegnen! Sie können Ihre Wohnung auch mit Aromaölen beduften. Zu komplex, schwer oder süßlich sollten sie aber nicht sein. Viele Menschen reagieren allergisch auf starken Geruch. Ich selbst mag es auch nicht, wenn mir schwere Patchouli-Wolken entgegenwabern. Wenig aufdringlich und gleichzeitig belebend sind alle Zitrusnoten. Zitronengras oder Verbene sind etwas weniger sauer als Zitrone selbst. Mandarine ist am süßesten und erweckt vielleicht glückliche Kindheitserinnerungen an die Adventszeit. Sehr belebend sind Rosmarin – gut auch für ein aufmunterndes Bad – und alle Nadelgehölz- und Eukalyptus-Düfte.

MERKE **Gerüche können direkt auf die Stimmung einwirken – nutzen Sie das aus!**

Wenn Sie umgekehrt zu angespannt oder übernervös sind, helfen Zubereitungen aus Johanniskraut, Melisse, Lavendel, Rose und Geranie. Die Wirkung solcher Düfte ist natürlich nicht mit der Einnahme eines standardisierten Medikamentes vergleichbar; aber sie sind schonend und frei von Nebenwirkungen.

Helfen Sie Ihrem Körper und damit auch Ihrer Seele, wieder ins Lot zu kommen, indem Sie wertvolle Nahrung zu sich nehmen. Wertvoll heißt: Schränken Sie den Verbrauch von Zucker, Weißmehl (Type 405) und gesättigten Fettsäuren (in Frittierfett, tierischem Fett, billiger Margarine) ein. Die Mittelmeer-Diät – d. h. viel Gemüse und Obst, als Fett vor allem Olivenöl, mäßiger Verzehr von Fleisch – erweist sich immer mehr als gesundheitsförderlich. Sauermilchprodukte wie Quark und Joghurt sind besser verdaulich als Milch und auch für Ihr Stillbaby besser. Nehmen Sie zusätzlich Zink (steigert die Abwehrkräfte) und Bierhefe ein (enthält Vitamine der B-Gruppe, die Ihre Nerven stärken, und zahlreiche Spurenelemente).

Wenn Sie glauben, dass Schokolade Ihre Stimmung verbessert – das stimmt! Der Wirkstoff Theobromin im Kakao ist dafür verantwortlich. Kaufen Sie sich eine gute Qualität mit einem möglichst hohen Kakaoanteil und genießen Sie Stückchen für Stückchen ganz bewusst.

Sie sollten überhaupt häufiger kleine Zwischenmahlzeiten einlegen; denn ein starkes Absinken des Blutzuckerspiegels kann zu Attacken von schlechter Laune und Gereiztheit führen. Knabbern Sie stärkehaltige Kost, z. B. ein paar Kekse oder Salzcracker – oder einfach ein Stück Butterbrot. Konzentrierte Zuckerzufuhr führt zu extremen Hochs und Tiefs im Blutzuckerspiegel und ist auch deshalb nicht angeraten.

Ausreichendes Trinken ist besonders wichtig. Das wissen Sie zwar, aber das Durstgefühl ist zu gering. Stellen Sie sich Ihre Tagesdosis an Wasser, mindestens zwei Liter, morgens bereit, und immer wenn Sie an den Flaschen vorbeikommen, trinken

Sie ein Glas voll. Auch beim Stillen sollte das Trinkglas immer zur Hand sein. Vielleicht mögen Sie auch einen Kräuter- oder Früchtetee oder den speziellen Milchbildungstee aus Fenchel, Kümmel und Anis. Trinken Sie täglich zwei Gläser von einem guten Fruchtsaft. Weil Äpfel und Zitrusfrüchte wegen der Säure oft zu Wundsein beim Baby führen, sind am besten Aprikose, Pfirsich oder Birne geeignet.

Aus der Naturheilkunde wird ein Tee gegen postpartale Depressionen empfohlen, der zu gleichen Anteilen aus Himbeerblättern, Rosmarin und Hopfenblüten sowie einem halben Anteil Süßholzwurzel besteht. Pro Tasse sollten Sie zwei Teelöffel davon aufbrühen. Zwei bis vier Tassen pro Tag ist die angemessene Dosis.

Versuchen Sie, trotz aller Belastungen die gemeinsamen Mahlzeiten mit Ihrem Partner und anderen Familienmitgliedern als eine Ruheinsel zu erleben. Das Telefon mag ruhig läuten – wer sagt eigentlich, dass man immer hinrennen muss? Wenn es wichtig ist, wird sich der Anrufer schon wieder melden. Und wenn das Baby gerade in dem Moment sein Hungergeschrei anstimmt, wenn alles aufgetischt ist, schneiden Sie einfach Ihr Essen klein und essen mit der Gabel, während Sie es stillen. Wenn das Kind schon aus der Flasche trinkt, kann dann vielleicht der Vater das Füttern übernehmen.

MERKE **Bewusstes, genussvolles Essen und Trinken ist eines der besten Aufbauprogramme.**

In einer bedrückten Stimmung fühlt man sich buchstäblich nicht wohl in seiner Haut. Alles, was den Körper entspannt oder kräftigt, kann dann hilfreich sein.

Ein warmes Bad mit einem entspannenden oder belebenden Badezusatz löst die verkrampfte Muskulatur. Das Gleiche passiert in der Sauna, im Thermalbad oder auch beim Liegen in der Sonne.

Machen Sie zusätzlich ein paar Dehnübungen. Strecken Sie sich auf dem Boden liegend ganz lang aus, versuchen Sie im Stehen die Decke zu erreichen, strecken Sie die Arme weit seitwärts oder vorwärts aus. Lockern Sie den Rücken, indem Sie im Vierfüßlerstand einen Katzenbuckel machen und dann die Hüfte nach vorn fallen lassen – ein paar Male abwechselnd. »Wedeln« Sie mit den Hüften, als seien Sie ein mit dem Schwanz wedelnder Hund.

Seelische Belastung führt gerade im Nacken-Schulter-Bereich zu starken Verspannungen. Lassen Sie sich von Ihrem Partner oder einem anderen liebevollen Menschen mit den Händen, einem Massageroller oder einem Igelball den Nacken und die Schultern massieren.

Wenn Sie einen Kurs in »Autogenem Training«, Yoga oder »Progressiver Muskelentspannung« belegen können, kann Ihnen auch das helfen, sich in Ihrem Körper wohler zu fühlen und Anspannung abzulassen. Vielleicht hilft es Ihnen auch, eine fetzige Musik aufzulegen und – mit Ihrem Baby auf dem Arm? – eine Runde abzutanzen.

Wenn es einem schlecht geht, neigt man mehr als sonst dazu zu frieren. Ziehen Sie immer warme Socken an. Richten

Sie sich Ihren Platz, an dem Sie Ihr Baby stillen oder füttern, warm und kuschelig ein. Das Fell, das nicht im Babybett liegen soll, können Sie sich zum Wärmen unterlegen. Legen Sie eine angenehme, nicht kratzende Decke dazu.

Ein Schaukelstuhl ist nicht nur für das Baby, sondern auch für Sie entspannend. Sie können sich mal auf dem Kinderspielplatz auf eine Schaukel setzen und sich und das Kind leicht hin und her bewegen. Gewiegt zu werden, ist auch für uns Erwachsene tröstlich.

»Sich wohlfühlen in seiner Haut« fängt mit der Zufriedenheit mit dem eigenen Aussehen an. Seien Sie nicht so überkritisch mit Ihren weicheren, rundlicheren Formen. Sie sind eine Mutter und kein pubertierender Hungerhaken. Rigorose Abmagerungskuren sind für Ihren Seelenzustand bestimmt verkehrt – und, falls Sie stillen, auch nicht angeraten, weil aus dem Abbau älterer Fettdepots vermehrt Schadstoffe in die Muttermilch wandern könnten. Wenn Sie durch das Stillen das wieder abnehmen, was Sie in der Schwangerschaft zugelegt haben, ist dies nicht bedenklich. Nach der Stillzeit können Sie immer noch Ihr Fitnessprogramm intensivieren.

Tragen Sie Kleidung, in der Sie sich wohlfühlen. Wenn Sie von früh bis spät nur einen schlabberigen Jogginganzug anhaben, drückt das auch auf die Stimmung. Legen Sie sich eine Frisur zu, die ohne viel Aufwand schick aussieht.

MERKE **Streicheleinheiten für den Körper tun gleichzeitig der Seele gut.**

Es gibt kein Leben ohne Veränderung. Auch wenn Sie das Empfinden haben, stillzustehen oder festzuhängen: Es wird weitergehen und es wird wieder aufwärts gehen. Aber in einer Lebenskrise darf man nicht zu ungeduldig sein. Es ist so, wie Michael Ende es in seinem Roman »Momo« beschrieben hat:

Beppo Straßenkehrer sagt zu Momo: »Siehst du, Momo, es ist so: Manchmal hat man eine sehr lange Straße vor sich. Man denkt, die ist so schrecklich lang; das kann man niemals schaffen, denkt man. Und dann fängt man an, sich zu beeilen. Und man eilt sich immer mehr. Jedes Mal, wenn man aufblickt, sieht man, dass es gar nicht weniger wird, was noch vor einem liegt. Und man strengt sich noch mehr an, man kriegt es mit der Angst, und zum Schluss ist man ganz außer Puste und kann nicht mehr. Und die Straße liegt immer noch vor einem. So darf man es nicht machen. Man darf nie an die ganze Straße auf einmal denken, verstehst du? Man muss nur an den nächsten Schritt denken, an den nächsten Atemzug, an den nächsten Besenstrich. Und immer wieder nur an den nächsten.« ■

Das Wichtigste aus diesem Kapitel:

Mit allen Sinnen können Sie erfahren, was Ihnen guttut und hilft.

Sich zu hohe Ziele zu stecken, entmutigt. Nehmen Sie sich eine Etappe nach der anderen vor.

Ein Kind zu bekommen, bringt uns unweigerlich in Kontakt mit unseren eigenen Erfahrungen als Kind. Unsere Mutter ist unser erstes Modell: Sie hat uns das Muttersein vorgelebt und ist damit die Person, mit der wir uns auseinandersetzen, wenn es um unsere eigenen Vorstellungen geht. Wollen wir vieles genau so wie sie oder ganz anders machen?

Hat sie vielleicht das Dasein als Mutter so gestaltet, dass sie die Aufopferungsvolle war, die alles für die Familie tat? Und setzte sie vielleicht als Kompensation dafür unterschwellige oder offene Vorwürfe ein, die uns immer das Gefühl vermittelten, es ihr nicht recht machen zu können? Manchmal kann man in Todesanzeigen für Mütter den Spruch lesen: »Nur Arbeit war dein Leben, nie dachtest du an dich. Stets für die Deinen streben, war deine schönste Pflicht.« Wenn das stimmt, ist es schrecklich. Sich nur für andere aufzuopfern, ist kein gesundes Lebensmodell. Wahrscheinlich haben Sie das schon lange gemerkt und sich vorgenommen, nicht in dieses Muster zu verfallen, aber passen Sie auf! In einer Belastungssituation neigt man dazu, auf die Verhaltensweisen zurückzugreifen, die einem die Eltern vorgelebt haben, die man schon gut kennt.

Das betrifft z. B. die elterliche Arbeitsteilung. Die Väter von heute sind sehr viel mehr bereit, sich um ihre Kinder auch im Alltag zu kümmern, als frühere Vätergenerationen. Aber es kann schon sein, dass Ihrem Partner, auch mangels Übung, manches nicht so gut von der Hand geht wie Ihnen. »Lass nur, ich mach das schon«, ist dann die verkehrte Reaktion. Er kann und wird alles lernen. Sie geben damit natürlich Ihr »Exklusivrecht« auf Ihr Baby auf, gewinnen dafür aber Entlastung durch eine echte

Aufgabenteilung und eine größere Zufriedenheit auf beiden Seiten.

Dass offene Feindseligkeit der Eltern, Gewalttätigkeit oder sexueller Missbrauch den Start in ein eigenes, weniger belastetes Familienleben sehr schwer machen, ist offensichtlich. Hoffentlich haben Sie sich bei solch schweren Kindheitserlebnissen schon Hilfe geholt. Wenn nicht, tun Sie es jetzt! Allein mit dem Vorsatz, in der eigenen Familie alles anders zu machen, klappt es wahrscheinlich nicht.

Außer den offensichtlichen Formen der Misshandlung gibt es aber auch versteckte und subtilere. Wenn ein Kind nicht respektiert und seine Meinung nicht ernst genommen wird, wenn es ständig kritisiert, lächerlich gemacht oder vor anderen bloßgestellt wird, bezeichnet man das als emotionalen Missbrauch. Das macht es sehr schwer, ein gesundes, stabiles Selbstwertgefühl zu gewinnen. Wir haben das im Kapitel über die »Stimmen aus Ihrer Vergangenheit« schon angesprochen. Denken Sie an Ihre »fehlerfreundlichen Feen«, die Menschen, die Ihnen wohlgesinnt waren und sind und die Ihnen sagen: »Ich mag dich so, wie du bist!«

MERKE **Der Übergang zur Elternschaft reaktiviert die Erinnerungen an Ihr eigenes Elternhaus. Machen Sie sich – wenn nötig mit therapeutischer Hilfe – die dort herrschenden Einstellungen klar, die Ihnen immer noch zu schaffen machen.**

Oft kann ich beobachten, dass gerade Frauen und Männer, die aus unvollständigen Familien kommen, deren Eltern sich getrennt haben oder auch ohne Trennung in einer schlechten Beziehung gelebt haben, eine große Sehnsucht nach einer intakten Familie haben. Deshalb gehen sie bereitwilliger eine feste Bindung ein und entscheiden sich auch recht bald für Kinder. Aber wie gesagt, allein der feste Vorsatz, alles anders und besser zu machen, reicht manchmal nicht aus, wenn einem das »Handwerkszeug« zur Beziehungsgestaltung fehlt. Richtig streiten ist ein ganz wesentlicher Punkt: Meinungsverschiedenheiten austragen, ohne den anderen herabzusetzen oder ihm das Recht auf seinen eigenen Standpunkt abzusprechen. Im Kapitel »Wie können wir in der geänderten Familiensituation die Liebe erhalten?« ging es ja schon einmal darum. Oft werden in der Belastungssituation nach der Geburt des Babys Mechanismen wieder lebendig, die wir aus unserem Elternhaus kennen, die aber eigentlich in die Mottenkiste gehören, zum Beispiel, nach einem Streit tagelang »Funkstille« zu haben. Solche Verhaltensweisen sind Gift für die Beziehung! Die Frustration und der Groll treiben Sie noch tiefer in die Depression. Für manches, was ich hier nur anreißen kann, gebe ich noch einige Empfehlungen für hilfreiche Bücher im Anhang.

MERKE **Schädliche Partnerschaftsmuster, die wir aus unseren Elternhäusern kennen, werden oft in der Belastungssituation nach der Geburt des Babys wieder lebendig – dagegen müssen und können wir angehen.**

Ein Kind zu bekommen, ist so einschneidend, dass es auch andere gravierende Erlebnisse in Ihrem Leben, z. B. einen schwerwiegenden Verlust, für Sie wieder ganz lebendig machen kann. Ja, man könnte sogar sagen, dass die Geburt selbst einen Verlust darstellt; die Zeit, in der Sie mit Ihrem Baby eins waren, die engste Verbindung zu einem anderen Menschen, die überhaupt vorstellbar ist, ist zu Ende. Häufig kommt dann eine andere Trauer wieder hoch, z. B. die um vorangegangene Schwangerschaften, die durch Fehlgeburt oder Totgeburt unglücklich geendet sind. Das ist völlig natürlich und nicht krankhaft. Machen Sie sich klar, dass dieses Baby sein eigenes Recht auf Leben hat und kein Ersatz für ein schon gegangenes Kind sein kann. Vielleicht trauern Sie auch um Familienangehörige oder Freunde und bedauern, dass sie sich nicht mehr mit Ihnen über dieses Kind freuen können.

Es hilft, wenn Sie der Trauer einen Ort und einen Rahmen geben können. So hatte Saskia schon als junges Mädchen ihren Vater verloren; ihr erster Gang nach der Geburt ihres Sohnes und der Entlassung aus dem Krankenhaus führte zum Friedhof; sie stellte einen der Blumensträuße, die sie bekommen hatte, auf das Grab ihres Vaters und hielt innerlich Zwiesprache mit ihm.

Wenn Sie das Gefühl haben, dass die alte Trauer Sie in Ihrer Lebendigkeit lähmt, ist es auch nach Jahren nicht zu spät, mit einem einfühlsamen Menschen (Trauerbegleiter, Seelsorger oder Therapeuten) darüber zu sprechen.

MERKE **Das Erlebnis der Geburt kann andere gravierende Ereignisse in Ihrem Leben reaktivieren. Vielleicht müssen Sie diese noch einmal verarbeiten.**

Die Erfahrung, ein Baby allein zur Welt zu bringen, weil Sie sich vom Vater des Kindes getrennt haben oder nie mit ihm zusammen waren, stellt auch eine Erschwernis Ihrer Situation dar, die Ihr Risiko, depressiv zu werden, erhöhen kann. Wesentlich ist, ob Sie auf ein hilfreiches, unterstützendes Umfeld zurückgreifen können oder in dieser Lage alleingelassen sind.

Zögern Sie nicht, sich helfen zu lassen, wahrscheinlich weniger therapeutisch als praktisch. Auch zahlreiche Institutionen kümmern sich beratend und helfend um alleinerziehende Mütter. Für Ihren Mut und Ihre Energie haben Sie jegliche Unterstützung verdient.

MERKE **Ihr Baby allein zu versorgen, kann ein Risikofaktor für Depression sein – muss es aber nicht, wenn Sie Hilfe annehmen.**

Jeder und jede von uns erleidet in der Kindheit oder später im Leben mehr oder minder gravierende seelische Schrammen. Nur wenige von uns suchen deshalb beratende oder psychotherapeutische Hilfe. Das Nachdenken über sich selbst, Gespräche mit einfühlsamen Mitmenschen, auch die Lektüre entsprechender Bücher können in vielen Fällen helfen. Aber wenn Sie in Ihrer jetzigen Situation das Empfinden haben, dass Ihnen alle Gespräche, auch die Kontakte mit Leidensgenossinnen, nicht genug weiterhelfen, dass Sie immer wieder in Sackgassen rennen – dann zögern Sie nicht, Hilfe von Profis in einer Beratungsstelle, einer psychologischen Praxis oder bei ärztlichen Psychiatern und Psychotherapeuten zu suchen. Der unvoreingenommene, fachlich geschulte Blick von außen auf Ihre Probleme kann Sie weiterbringen.

Viele tun sich schwer damit, die Vorsilbe »Psych-« für sich zu akzeptieren. Da herrscht oft das Vorurteil, dass man damit zugebe, »nicht ganz richtig zu ticken«, »einen an der Waffel zu haben«, oder wie die Umschreibungen sonst sind. Im Gegenteil: Zu erkennen, dass man allein nicht weiterkommt und Unterstützung braucht, ist eine reife und realitätsgerechte Leistung. Der wirklich »Verrückte« ist dazu gar nicht in der Lage.

MERKE **Wenn Sie allein nicht mehr weiterkommen, ist es ein Zeichen von Reife und Einsicht, professionelle Hilfe anzunehmen.**

Verabreden Sie mit Ihrem Therapeuten einige Probesitzungen. Bei einem Therapeuten mit Kassenzulassung bezahlt Ihnen Ihre Krankenkasse fünf Probesitzungen. Es stellt sich immer wieder heraus, dass entscheidend für den Erfolg die gegenseitige Wertschätzung, die persönliche Chemie und die Zuversicht sind, dass Sie gemeinsam Ihre Situation verbessern werden. Wenn Sie regelmäßig die Sitzungen verlassen und sich am Boden zerstört fühlen, ist es nicht das Richtige. Die Psychotherapeutin Rosemarie Piontek gibt Ihnen im Buch »Mut zur Veränderung« wertvolle Hinweise, wie Sie den für Sie passenden Therapeuten finden und erkennen können.

Als Therapierichtung hat bei der Behandlung von Depressionen die »Kognitive Verhaltenstherapie« die besten Erfolge aufzuweisen. Das bedeutet: Sie erarbeiten gemeinsam mit Ihrem Therapeuten, welche Einstellungen und »Glaubenssätze«, die Sie ungeprüft übernommen haben, Ihnen das Leben schwer machen. Sie erinnern sich also an die »besserwisserischen Oberlehrer« in Ihrem Leben und weisen diese zurück. Sie finden heraus, welche Situationen in Ihrem Leben Sie aufbauen und Ihnen guttun, und suchen diese aktiv auf. Sie erarbeiten Strategien, wie Sie mit der Angst oder Panik umgehen können. In der »Kognitiven Verhaltenstherapie« trainieren Sie also gezielt und ganz persönlich auf Sie zugeschnitten genau das, was Sie in diesem Buch schon an Anregungen gefunden haben.

Aber wie gesagt, wichtiger als die theoretische Ausrichtung ist, dass Sie ein persönliches Vertrauensverhältnis zum Therapeuten aufbauen können.

Die Psychiaterin Christiane Hornstein, Leiterin der Mutter-Kind-Behandlung am Psychiatrischen Zentrum Nordbaden in Wiesloch, hat in der stationären Arbeit mit Müttern, die unter einer postpartalen Depression leiden, einen weiteren wichtigen Gesichtspunkt entwickelt. Es geht darum, die Mütter besser zu befähigen, die Signale ihres Babys zu verstehen und darauf angemessen zu reagieren. Dabei wird mit Video-Unterstützung gearbeitet, und die Aufzeichnungen von Mutter-Kind-Interaktionen werden in der Therapiegruppe besprochen. Auch die Babymassage-Kurse verbessern die Bindung von Mutter und Kind. Die Partner und Väter der Babys sind auch in die Behandlungsarbeit eingebunden und gern gesehene Gäste auf der Station.

BEISPIEL Frau K., eine Patientin in diesem Programm, berichtet: »Schließlich bin ich mit Daniel für sechs Wochen in die Klinik gegangen. Dort gab es andere Mütter, denen es ging wie mir und die mich verstanden. Allein das half. Dann sagte mir eine Ärztin: Sie sind keine schlechte Mutter, denn Sie tun alles, um für sich und Ihr Kind Hilfe zu finden. So hatte ich das noch nicht bewusst gesehen. Am Anfang halfen mir vor allem die Medikamente gegen Depression aus dem Loch heraus. Und dann ging manchmal ein inneres Türchen zu Daniel einen Spalt weit auf. Wenn ich ihm beim Schlafen zusah, so klein lag er da, da habe ich ihn gebraucht. Diesen Kontakt zwischen Daniel und mir haben die Ärzte gefördert. Am meisten half mir die Videotherapie. Ich sah plötzlich, wie er meinen Blick suchte und mich anlachte, das tat gut. Dabei dachte ich früher, wenn er strampelte, er tritt nach mir, bis ich auf dem Video sah, das ist er, er strampelt die ganze Zeit, er will, dass ich mit seinen Füßen spiele. Wenn ich jetzt auf seine Füße pruste, dann lacht er und ich bin glücklich.« ■

Das Wichtigste aus diesem Kapitel:

Die aktuelle Lebenskrise, der große Umbruch, kann alte Verletzungen in Ihrem Leben wieder ins Bewusstsein zurückbringen.

Auch neigen wir in solchen Situationen dazu, auf vertraute Verhaltensweisen zurückzugreifen, die möglicherweise mehr schaden als helfen.

Wenn Sie allein oder durch das Gespräch mit vertrauten Personen nicht mehr weiterkommen, suchen Sie professionelle Hilfe!

Aus den vorangegangenen Kapiteln dürfte klar geworden sein, dass ich depressive Verstimmungen nach der Entbindung nicht primär als eine hormonell ausgelöste Stoffwechselstörung im Gehirn verstehe. Und trotzdem: Die Frage, ob Ihnen Medikamente helfen können, beantworte ich mit Ja. Medikamente können bei schwereren Depressionen unbedingt notwendig sein. Ich will es mit einem Vergleich erklären:

Angenommen, Sie müssten nach einer langen Krankheit mit Bettlägerigkeit wieder Ihre körperliche Fitness zurückgewinnen. Dann würde Ihr Arzt Ihnen deshalb regelmäßige Bewegung, z. B. Spaziergänge oder Fahrradfahren, verordnen. Sie sind auch bereit, das zu befolgen, nur erleiden Sie regelmäßig nach kurzer Zeit Muskelkrämpfe, weil Ihnen Ihre Muskulatur den Dienst verweigert. Deshalb verordnet er Ihnen Magnesium. Die Krämpfe verschwinden, Sie können Ihr Bewegungsprogramm mit allmählicher Steigerung der Leistung absolvieren. Nach einem Vierteljahr sind Sie wieder körperlich so leistungsfähig wie vor Ihrer Krankheit.

Ähnlich ist es bei der Depression. Die Bedrückung, die Mattigkeit, der Pessimismus und die anderen Symptome können durch ganz verschiedene Ursachen hervorgerufen werden, aber sie zeigen sich auf der organischen Ebene als ein relativer Mangel von bestimmten Botenstoffen im Gehirn. Wenn wir also diesen Botenstoffwechsel mit Medikamenten von außen unterstützen, verbessern wir die Voraussetzungen, mit der Lebenskrise auch seelisch umgehen zu lernen. Aber ebenso wenig, wie Magnesium allein Ihnen Ihre Kondition zurückgeben würde, können Medikamente allein Ihre Probleme beseitigen. Indem sie Ihre

Stimmung und Ihren Antrieb positiv beeinflussen, können sie die Weichen in Richtung Besserung stellen – nicht mehr und nicht weniger! Andere Hilfen, wie Gespräche und aufbauende Aktivitäten, sind unbedingt nötig. Selbst wenn, wie in einigen Fällen, die Depression buchstäblich aus heiterem Himmel Sie ereilt und ansonsten in Ihrem Umfeld alles stimmt, müssen Sie auch die Enttäuschung verarbeiten, nicht – wie erträumt – die glückliche junge Mutter, sondern krank geworden zu sein.

MERKE **Medikamente können eine Unterstützung auf Ihrem Weg der Besserung sein.**

Die moderne, naturwissenschaftlich ausgerichtete Medizin macht leider den Fehler, den Menschen oft nur als eine sicherlich komplizierte, aber doch komplett nachzubauende »Maschine« zu beschreiben. Die wird dann »repariert«: Gebrochene Gliedmaßen werden gerichtet, verschlissene Gelenke ausgetauscht, entzündete Teile, z. B. der »Blinddarm«, herausgeschnitten, ungenügend arbeitende Hormondrüsen, z. B. die Schilddrüse, durch äußerliche Hormongaben unterstützt. Aber körperliche und seelische Vorgänge sind untrennbar miteinander verbunden, und nie zeigt sich das so deutlich wie in der Schwangerschaft, unter der Geburt und in der ersten Zeit mit einem Kind. Ein paar Beispiele:

- Berufliche Überlastung und Anspannung in der Schwangerschaft führen zu vorzeitigen Kontraktionen der Gebärmutter.
- Wenn unter der Geburt plötzlich Störungen auftreten, unbekannte Personen in die Entbindungssituation eindringen, sind die Wehen oft schwächer oder bleiben sogar ganz aus.

- Wenn Sie stillen wollen und Ihr Umfeld darauf skeptisch oder entmutigend reagiert (z. B. »Mit dieser dünnen Brühe willst du das Kind satt bekommen?« – Originalzitat!), haben Sie messbar weniger Milch.

Also ist es völlig müßig, eine alleinige Ursache für die depressiven Verstimmungen nach der Geburt herauszustellen. Diese gewaltige körperliche, seelische und soziale Veränderung erfordert Anpassungsleistungen in allen Bereichen. Und natürlich können dann auch Medikamente segensreich sein.

MERKE **Es ist nicht sinnvoll, körperliche, seelische und soziale Ursachen der Depression, je nach Standpunkt, gegeneinander auszuspielen – gerade bei der postpartalen Depression bedingen sich die Ursachen gegenseitig.**

Wenn Ihre Depression durch eine Schilddrüsenunterfunktion hervorgerufen wird, ist natürlich die Gabe von Schilddrüsenhormon angezeigt. Die Hormonersatztherapie mit Progesteron, die die englische Frauenärztin Katharina Dalton propagiert, ist unter Ärzten, vor allem unter Psychiatern, nicht allgemein anerkannt. Aber es käme auf einen Behandlungsversuch an, vor allem, wenn Sie offenbar auf Hormonmangel empfindlich reagieren, also auch unter dem »Prämenstruellen Syndrom« leiden. Auf der Website des schon erwähnten Vereins »Schatten und Licht« ist eine Bezugsquelle für natürliches Progesteron genannt.

Die folgenden Ausführungen zu den Antidepressiva können nicht die Beratung durch einen Arzt ersetzen, ich bin keine Psychiaterin. Aber zur allgemeinen Orientierung mögen sie doch dienen.

Bei allen Pharmaka müssen Sie bedenken, dass Sie, wenn Sie stillen, auch Ihrem Baby durch die Muttermilch etwas davon mitgeben. Das Problem für Ihr Kind ist, dass seine kleine Leber alles viel langsamer abbaut als die Leber eines Erwachsenen. Deshalb rät Ihnen Ihr Arzt oft abzustillen, wenn Sie Medikamente einnehmen müssen. Das geschieht aber auch aus rechtlichen Erwägungen, weil viele Hersteller keine kontrollierten Studien in der Stillzeit gemacht haben. Aus diesem Grund steht das auch so in den Beipackzetteln der Medikamente. Im Anhang zitiere ich einen Artikel aus der »Psychosozialen Umschau«, der einige Medikamente nennt, die nach derzeitiger Datenlage unbedenklich sind. Auch nenne ich Ihnen einige Websites, auf denen Sie bzw. Ihr Arzt entsprechende Informationen einholen können.

Allgemein ist es sinnvoll, die Medikamente unmittelbar nach dem Stillen einzunehmen, weil dann bis zur nächsten Stillmahlzeit schon ein Teil der Inhaltsstoffe abgebaut ist.

Als Schlafmittel ist die Einnahme eines Baldrian-Hopfen-Präparates am unbedenklichsten. Es beeinflusst auch das vegetative Nervensystem beruhigend, sodass Sie weniger angespannt und aufgedreht sind. Von den chemischen Beruhigungsmitteln der Klasse Tranquilizer ist Lorazepam (Tavor®) am besten geeignet, weil es sehr schnell verstoffwechselt wird. Eine regelmäßige Einnahme ist aber wegen der Suchtgefahr dieser Stoffklasse – für Sie und das Baby! – unbedingt zu vermeiden.

Antidepressiva, das ist schon mal eine Entwarnung, machen Sie nicht körperlich abhängig. Wohl gibt es Nebenwirkungen, die bei den neueren Präparaten aber wesentlich geringer sind als bei den zuerst auf den Markt gekommenen. Bei allen antidepressiv wirkenden Medikamenten kann es bis zu drei Wochen dauern, bis eine objektiv messbare Wirkung einsetzt. Also nicht zu schnell resignieren oder ein anderes Präparat verlangen. Wenn es Ihnen sofort besser geht, zeigt das, wie sehr auch die Zuversicht eine Rolle spielt, dass Ihnen jetzt geholfen wird.

Bei leichten bis mittelschweren Depressionen wird mit gutem Erfolg das traditionelle pflanzliche Präparat Johanniskraut eingesetzt. Es hat eine gravierende Nebenwirkung: Es erhöht stark die Lichtempfindlichkeit, weshalb Sie auf Sonnenbäder verzichten müssen. Sie sollten sich ein apothekenpflichtiges Präparat von Ihrem Arzt verschreiben lassen, weil nur dann eine ausreichende, standardisierte Wirkstoffmenge garantiert ist. Auch muss Ihr Arzt etwaige Wechselwirkungen mit anderen Medikamenten, die Sie einnehmen, beurteilen. Vor allem beschleunigt Johanniskraut die Verstoffwechselung einiger Substanzen; bei niedrig dosierten »Pillen« kann es zu Zwischenblutungen kommen.

Die arzneilich wirksamen Bestandteile des Johanniskrauts wirken auf den Stoffwechsel von drei Botenstoffen im Gehirn: Dopamin, Noradrenalin und Serotonin. Diese drei sind die wichtigsten Stoffe, die Stimmung und Antrieb in den entsprechenden Gehirngebieten regeln. Auch alle synthetischen Antidepressiva setzen bei dieser Regulierung an.

Die »trizyklischen Antidepressiva« beeinflussen, in je nach Präparat unterschiedlichen Ausprägungen, alle drei Botenstoffe. Sie halten sie stärker in den Nervenverbindungen verfügbar und steigern damit den Antrieb, die Aktivität einerseits und den Stimmungspegel andererseits. Ein lang eingeführter und gut dokumentierter Wirkstoff ist z. B. Amitryptillin (Saroten®).

In den letzten Jahren werden vermehrt Antidepressiva vom Typ »SSRI« verschrieben, die weniger Nebenwirkungen haben. SSRI (Selective Serotonin Reuptake Inhibitor) bedeutet, dass gezielt das Serotonin weniger schnell wieder in die Nervenzelle zurückgeschleust wird und deshalb länger an den Andockstellen der Zellen zur Verfügung steht. Serotonin fördert vor allem die gute Stimmung. Häufig und mit gutem Erfolg verordnete Wirkstoffe sind hier z. B. Sertralin (Zoloft®) und Citalopram (Cipramil®).

Wichtig zur Einschätzung für den Arzt, welches Präparat er Ihnen verordnen soll, ist vor allem Ihre genaue Schilderung der Beschwerden. Wenn die schlechte Stimmung im Vordergrund steht, wird er Ihnen ein Mittel verschreiben, das in erster Linie stimmungsaufhellend ist. Wenn Sie sich vor allem erschöpft, matt und antriebslos fühlen, ist ein aktivitätssteigerndes Mittel angezeigt. Wenn Sie umgekehrt eher angespannt, übernervös oder ängstlich sind, wird er ein Medikament mit dämpfender, beruhigender Wirkung verschreiben. Hier ist z. B. Mirtazapin (Remergil®) zu nennen, das auch den Schlaf fördert.

MERKE **Es gibt verschiedene Wirkstoffe. Ihr Arzt wird Ihnen etwas verordnen, das gezielt gegen die vorherrschenden Symptome Ihrer Depression wirkt.**

Eine wesentliche Gefahr will ich erwähnen – in der Hoffnung, dass sie nicht akut wird. Schwere Depressionen bergen immer das Risiko zum Selbstmord. Wenn Sie ernsthaft erwägen, sich etwas anzutun, müssen Sie in stationäre Behandlung gehen! Versuchen Sie bzw. Ihr Arzt, eine Klinik zu finden, in der Ihr Baby mit aufgenommen werden kann. Leider gibt es immer noch zu wenige derartige Therapieplätze. Auf der Website des Vereins »Schatten und Licht« finden Sie eine aktuelle Aufstellung. Aus der Geschichte von Christina am Ende dieses Buches können

Sie oder die Menschen, die sich um Sie sorgen, die Hoffnung schöpfen, dass Ihnen dort wirklich geholfen werden kann.

Das Wichtigste aus diesem Kapitel:

Medikamente können, vor allem bei schwereren Verläufen, ein Stützpfeiler der Behandlung sein.

Nur die Einnahme von Medikamenten ohne weitere Unterstützung reicht nicht aus.

Bei ernsthaften Selbstmordgedanken müssen Sie sich sofort in stationäre Behandlung begeben.

Wenn man eine wesentliche Ursache für die Entstehung von Depressionen nach der Geburt darin sieht, dass Hormonmangel den Botenstoffwechsel im Gehirn aus dem Gleichgewicht bringt, ist es natürlich folgerichtig, betroffenen Frauen das Abstillen zu empfehlen, da dadurch der Monatszyklus wieder in Gang kommt. Prolaktin ist das Hormon, das für die Milchbildung in der Brust verantwortlich ist. Solange der Prolaktinspiegel im Blut gleichmäßig hoch ist, also keine längeren Stillpausen auftreten, sind die Eierstöcke als Hormonproduzenten quasi »stillgelegt«, und es kommt auch zu keiner Eireifung.

Tatsächlich ist die Frage: »Soll ich weiter stillen, wenn es mir nicht gut geht, oder nicht?« wesentlich vielschichtiger. Fangen wir erst einmal mit der Einstellung zum Stillen an, die Sie in der Schwangerschaft oder bei vorangegangenen Kindern gewonnen haben.

Bis vor etwa einhundert Jahren war Muttermilch fraglos die einzige Ernährung für einen Säugling. Frauen, die nicht stillen konnten oder wollten (z. B. Adlige), stellten eine Amme an. Im letzten Jahrhundert entwickelte die Lebensmittelindustrie immer besser an die Muttermilch angepasste künstliche Säuglingsnahrung. Sie wurde populär, weil sie als »fortschrittlich« und »bequem« angesehen wurde, und eine Zeit lang sah es so aus, als ob in den Industrieländern das Stillen völlig »out« sei. Wenn diese Entwicklung sich auch zum Glück umgekehrt hat, gingen in dieser Zeit leider doch eine Menge familiärer Traditionen aus diesem Bereich verloren. Das bedeutete, dass Frauen, die ihr Baby gern stillen wollten, es gewissermaßen ganz neu lernen mussten. Hebammen, Stillberaterinnen und einige populäre Ratgeberbücher gaben wertvolle Hilfestellung.

Manchmal gibt es jetzt schon das gegenteilige Extrem, nämlich Sätze wie: »Eine gute Mutter stillt ihr Kind mindestens ein halbes Jahr voll!« Sie haben ja bereits erkannt, dass solche Idealvorstellungen zur Belastung werden, wenn wir ihnen, aus welchen Gründen auch immer, nicht nachkommen können. Wie war und ist Ihre Einstellung zur Brusternährung? Und wie kommen Sie jetzt mit der Realität zurecht?

Wenn die Anfangsschwierigkeiten der ersten Wochen überwunden sind, kann eine gute Stillerfahrung etwas sehr Bereicherndes und Beglückendes sein. Dann ist das Stillen auch viel praktischer als die Flaschenernährung. Die Milch steht immer hygienisch einwandfrei und wohltemperiert zur Verfügung, bei Fahrten haben Sie keinen Aufwand an mitzuführenden Utensilien. Ihr Baby bekommt einen besseren Immunschutz. Ein Wunder der Natur ist auch, dass die Milch, gerade auch bei Frühgeborenen, besonders viel Fettsäuren enthält, die das kindliche Gehirnwachstum fördern. Geben Sie also bei Problemen nicht zu schnell auf, lassen Sie sich von Fachfrauen oder stillerfahrenen Frauen in Ihrer Umgebung ermutigen!

Erinnern Sie sich an Anja, die ihre Geschichte im Kapitel »Wie kann ich mir Hilfe von außen holen?« erzählt hat. Bei zwei Kindern hat es mit dem Stillen nicht geklappt, weil sie zu sehr mit Arbeit belastet war; erst beim dritten Kind hat sie die Prioritäten anders gesetzt. Ich habe aber auch Mütter getroffen, die mir sagten: »Ich fange das mit dem Stillen gar nicht erst an; mein Leben ist viel zu unruhig und ich bin zu hektisch, ich bekomme das nicht hin.« Oder es war ihnen durch vorangegangene schlechte Erfahrungen, wie z. B. eine schwere Brustentzündung, verleidet. Stehen Sie zu Ihrer Entscheidung. Wesentlich ist ja, dass Sie auch bei Flaschenernährung Hautkontakt und Zärtlichkeit mit Ihrem Baby pflegen können.

Gegen das Stillen spricht auch, dass Sie damit besonders stark an das Baby gebunden werden. Eine Trennung über wenige Stunden hinaus ist nur schwer möglich. Manche Frauen fühlen sich dadurch zu sehr beansprucht. Die ständige Hingabe an die Bedürfnisse des Kindes, der häufig unterbrochene Nachtschlaf, der mit den Wochen und Monaten zunehmende Kalorienbedarf, alles wird ihnen zu viel, sie fühlen sich förmlich »ausgesaugt«. Wenn Sie so empfinden, ist es Ihr gutes Recht, sich Erleichterung zu verschaffen, indem Sie abstillen. Oft ist die Abendmahlzeit die letzte, bei der noch die Brust gegeben wird, also auch ein Teil des Rituals, welches das Baby aufs Schlafen einstimmt. Es wird Ihnen dann wahrscheinlich sehr willkommen sein, dass auch Ihr Partner oder andere Personen einen Teil der Versorgung Ihres Babys übernehmen können.

Vielleicht stellt sich Ihre Situation anders dar: Sie sind zwar depressiv, aber das Stillen ist ein Lebensbereich, mit dem Sie zufrieden sind, in dem Sie sich den Anforderungen gewachsen fühlen. In einer harmonischen Stillbeziehung wird bei der Mutter Oxytocin ausgeschüttet, das auch als »Zärtlichkeits- und Schmusehormon« bezeichnet wird. So wird verständlich, dass manche Frauen den Beginn ihrer Depression damit in Verbindung bringen, dass sie aus gesundheitlichen Gründen abstillen mussten. Lassen Sie sich nicht zur Aufgabe der Brusternährung überreden, wenn Sie anders empfinden! Es gibt, wie gesagt, auch Antidepressiva, die von Stillmüttern genommen werden dürfen (s. Anhang).

Dass die Depression durch Hormonmangel ausgelöst wird, kann man am ehesten bei Frauen vermuten, die auch unter dem »Prämenstruellen Syndrom« leiden, also unter schlechter Stimmung und Reizbarkeit vor dem Einsetzen der Periode. Es gibt Untersuchungen, die zeigen, dass die Wahrscheinlichkeit, eins von beiden zu erleiden, erhöht ist, wenn die andere Störung schon aufgetreten ist. Sie können selbst am besten beurteilen, ob das für Sie zutrifft und also auch die Hoffnung besteht, dass sich Ihre Beschwerden bessern, wenn Sie abstillen.

Je unmittelbarer nach der Geburt die depressive Stimmung Sie befallen hat, desto eher muss man annehmen, dass bei Ihnen organische Gründe ausschlaggebend sind. Aber selbst daraus muss nicht automatisch die Entscheidung gegen die Brusternährung folgen. Entscheidend ist immer, ob Sie aus dem Stillen Kraft und Befriedigung schöpfen, oder ob es Sie nur noch mehr belastet.

Dann gibt es natürlich auch noch die Zwischenlösung, bei der Sie zufüttern und längere Stillpausen einzulegen. Da sich die Menge der produzierten Muttermilch aber immer nach »Angebot und Nachfrage« richtet, wird sie damit wahrscheinlich allmählich weniger werden. Aber es könnte eine Lösung sein, um sich nicht zu abrupt vom Stillen verabschieden zu müssen und doch, zum Beispiel nachts, ein bisschen Entlastung zu erfahren.

TIPP **Entscheiden Sie selbst, ob Sie aus dem Stillen Kraft schöpfen oder ob es Sie zusätzlich belastet. Sie können auch eine Zwischenlösung wählen und etwas zufüttern.**

Noch eine Warnung, das Abstillen betreffend: Die Einnahme des Abstillmedikamentes Bromocriptin (Pravidel®) kann zu Depressionen führen oder bereits bestehende Depressionen verschlimmern! Besser als ein abruptes Abstillen ist ohnehin, wenn Sie die Brusternährung »ausschleichen«, also das Kind immer weniger anlegen, bei Spannungen in der Brust nach Auflage von Wärmekompressen die Milch sanft ausstreichen und Salbei- und Pfefferminztee trinken. Die alten Tipps, möglichst wenig zu trinken und die Brust fest zu bandagieren, sind nach neueren Erkenntnissen weniger hilfreich. Eine Milchpumpe zu verwenden, um die Brust »leer zu pumpen«, bewirkt gerade eine Steigerung der Milchmenge.

Wie auch immer Ihre Entscheidung ausfällt: So wenig, wie Sie automatisch eine »gute Mutter« sind, weil Sie Ihr Baby stillen, sind Sie eine »Versagerin«, wenn Sie nicht oder nicht mehr die Brust geben. Wenn Weichenstellungen in Ihrem Leben anders ausfallen, als Sie sich das erträumt haben, liegt es nicht an Ihrem Unvermögen.

Das Wichtigste aus diesem Kapitel:

Bei einer postpartalen Depression wird die Beendigung des Stillens zwar oft angeraten, aber das muss nicht die beste Idee sein.

Körperlich mag einiges dafür sprechen, doch spielt das Seelische eine ebenso wichtige Rolle.

Das teilweise Stillen ist eine zu selten bedachte Zwischenlösung.

Wesentlich für Ihre Entscheidung pro oder kontra Stillen sollte sein, ob Sie daraus Kraft und Befriedigung ziehen, oder ob es Sie vor allem belastet und schwächt.

Dieses Kapitel richtet sich vor allem an die Personen, die eine Mutter unterstützen wollen, die nach der Geburt unter einem Stimmungstief bis hin zu einer Depression leidet; das sind der Partner, die Eltern, Geschwister und Freunde. Sie sollten auch den Rest des Buches überfliegen, sich zumindest anhand der Merksätze und Kapitelzusammenfassungen informieren. Den Partnern lege ich das Kapitel »Wie können wir in der geänderten Familiensituation die Liebe erhalten?« besonders ans Herz.

Wahrscheinlich war Ihnen vorher nicht klar, dass Frauen nach der Geburt ihres Babys eine solche depressive Verstimmung erleiden können, und dass das gar nicht so selten ist. Vielleicht sind Sie bestürzt, dass die Frau, die Sie als stabil und fröhlich kennen, nur noch mutlos und bedrückt oder gereizt und übernervös ist. Sie verstehen es einfach nicht! Daher will ich Ihnen zunächst ein paar grundlegende Informationen vermitteln:

- Postpartale, also nach der Entbindung auftretende Verstimmung ist eine Anpassungsschwierigkeit an die stark veränderten Lebensbedingungen durch die Geburt des Kindes. Die Hormonumstellung spielt eine Rolle dabei, aber es ist weniger eine organische als vielmehr eine durch viele Faktoren verursachte Störung.
- Die »Postpartale Depression« ist keine »Geisteskrankheit«, sondern eine gut behandelbare Gemütsstörung.
- Ihr »Sorgenkind« hat mit der Anpassung an die völlig geänderten Lebensumstände mehr zu kämpfen als andere. Wenn Sie mehr über die Ursachen erfahren wollen, lesen Sie das Kapitel »Wie bin ich in dieses Stimmungstief hineingeraten?«

- Schlechte Stimmung, Antriebslosigkeit und Perspektivlosigkeit sind die Hauptmerkmale der Depression. Sie treten in unterschiedlicher Schwere und Beständigkeit auf; insofern gibt es auch einen allmählichen Übergang von nachvollziehbarer Erschöpfung und Mutlosigkeit zu schwereren Ausprägungen. Andere Symptome, wie Gereiztheit oder Angst und körperliche Schwierigkeiten wie Schlaflosigkeit und Essstörungen, sind auch sehr häufig.
- Gut zureden in der Art: »Was hast du denn, es ist doch alles in bester Ordnung«, bringt kaum etwas bis gar nichts, oder noch schlimmer, führt zu Rückzug und Verheimlichung der wahren Gefühle.
- An der pessimistischen Einstellung, wie »Das Glas ist halb leer«, können Sie im Augenblick nichts ändern. Sie sollten aber durchaus sagen: »Für mich ist das Glas halb voll!« Sie verkörpern die optimistischere Sicht der Dinge, die sich auch Ihre »Kranke« wieder aneignen kann, wenn es ihr besser geht.
- Dass der Frust Sie wütend machen kann, ist gut verständlich. Reagieren Sie trotzdem nicht mit Vorwürfen, Appellen, sich zusammenzureißen oder gar aggressiv. Versuchen Sie, sich durch körperliche Betätigung und Sport abzureagieren.
- Ihre Unterstützung ist ein wesentlicher Eckpfeiler für die baldige Besserung. Übernehmen Sie sich trotzdem nicht, achten Sie auf die Grenzen Ihrer eigenen Belastbarkeit. Verschaffen Sie sich selbst auch Erholungspausen.
- Profis, wie Ärzte, Therapeuten oder das Personal in psychiatrischen Kliniken, sehen mit ihrem neutralen Blick vieles weniger emotional und werden Ihnen mit gutem Grund versichern, dass diese Krise vorübergehen wird.

- Medikamente können bei einem schwereren Verlauf der Störung notwendig sein. Bei Antidepressiva besteht nicht die Gefahr einer Suchtentwicklung.

Wie können Sie persönlich eine Hilfe sein?

Als Angehörige eines helfenden Berufsstandes habe ich erfahren, dass das »Hilfe geben und annehmen«, welches auf den ersten Blick so uneingeschränkt positiv klingt, eine andere Seite hat, die wir oft nicht ausreichend erkennen. Der Hilfsbedürftige ist in der unterlegenen Position, er kommt allein mit der Situation nicht klar. Der Helfende hingegen übt Macht aus, denn er hat die Mittel, die dem anderen fehlen. Viele gut gemeinte Unterstützung wird auch deshalb weniger positiv aufgenommen. Wenn dann noch hinzukommt, dass der Helfer in seinem Überschwang »genau weiß«, was nötig ist, ohne den Hilfsbedürftigen zu informieren und um seine Meinung zu fragen, kann eine solche Situation unerfreulich werden. Am Ende sind beide Seiten möglicherweise frustriert oder verärgert.

Helfen können Sie zunächst also vor allem durch Ihr Da-Sein und Ihre Zugewandtheit. Sie müssen der Mutter nicht alles abnehmen. Sie ist ja nicht plötzlich unmündig geworden. Aber springen Sie ein, wenn Sie sehen, dass sie allein mit ihrem Tagespensum nicht mehr zurechtkommt. Besprechen Sie Ihre Angebote zunächst mit ihr und erklären Sie, was Sie tun wollen! Im Folgenden gebe ich Ihnen ein paar Beispiele für sinnvolle Hilfsangebote:

- Die Antriebs- und Energielosigkeit kann die Bewältigung des Alltags sehr erschweren. Hinzu kommt das Durcheinander in den üblichen Abläufen, das oft durch ein Neugeborenes verursacht wird. Wenn in der Wohnung Chaos herrscht, drückt das weiter auf die Stimmung. Kümmern Sie sich um die Wäsche, räumen Sie den Müll und Altmaterialien weg, leeren Sie die Windeltonne!

- Wenn die Mutter appetitlos ist, kochen oder besorgen Sie ihr etwas, das sie gern mag. Regelmäßige kleinere Mahlzeiten sind besser als Riesenportionen. Stellen Sie immer wohlschmeckende Getränke bereit, z.B. eine große Kanne Rotbuschtee.
- Sorgen Sie dafür, dass die Mutter sich auch tagsüber hinlegen und schlafen kann, vor allem wenn das Baby sehr unruhig ist und viel schreit. Gehen Sie mit dem kleinen Schreihals für anderthalb bis zwei Stunden entweder nach draußen oder zumindest außer Hörweite.
- Nehmen Sie ihr das Kind auch sonst mal ab, damit sie zumindest in Ruhe duschen, noch besser ein heißes Bad nehmen kann.
- Anders herum: Halten Sie sie nicht von ihrem Kind fern. Helfen Sie ihr, mit dem Baby in Kontakt zu bleiben. Wenn Sie selbst babyerfahren sind, zeigen Sie ihr günstige Tragehaltungen, Stillpositionen, kleine Spiele. Weisen Sie sie darauf hin, wie das Kind auch positiv auf sie reagiert – was sie in ihrer trüben Stimmung vielleicht gar nicht richtig wahrnimmt.
- Halten Sie den Besucheransturm in Grenzen. Erklären Sie, dass die junge Mutter noch etwas angegriffen ist und Ruhe und Erholung braucht. Besucher, die ihr lieb und wichtig sind, sind natürlich herzlich willkommen! Erwähnen Sie das Wort »Depression«, wenn überhaupt, nur gegenüber nahestehenden, vertrauten Personen. Klatsch und Besserwisserei braucht niemand von Ihnen!

- Gehen Sie jeden Tag mit ihr und dem Baby nach draußen. Gehen Sie dabei in einem zügigen Tempo. Lassen Sie sich in diesem Fall nicht »abwimmeln«, sie habe keine Lust. Regelmäßige Bewegung ist sozusagen »therapeutisch notwendig«; sie bessert die Stimmung und erhöht den Aktivitätspegel.
- Massieren Sie ihr die Schulter- und Nackenpartie, da diese, wenn es einem schlecht geht, fast immer verspannt ist.
- Wenn sie einen Anfall von Angst und Panik bekommt, halten Sie sie fest in Ihren Armen. Leiten Sie sie zu langsamem Atmen an, indem Sie hörbar langsam »ausschnaufen«. Wenn sie hyperventiliert, d. h. zu schnell und heftig atmet, was zu Schwindel und Krämpfen führen kann, halten Sie ihr die Hände vor Nase und Mund, oder lassen Sie sie in eine Plastiktüte aus- und einatmen, bis sich der Atem wieder normalisiert hat.
- Ermutigen Sie sie, mit Leidensgenossinnen Kontakt aufzunehmen, z. B. über Internetforen. Ermutigen Sie sie aber auch zu anderer Kontaktaufnahme, z. B. mit einer Krabbelgruppe oder einem Kurs in einer Familienbildungsstätte.
- Halten Sie ihr einmal pro Woche ganz den Rücken frei für eine Aktivität, die ihr Freude macht, bei der sie ihre Batterien wieder aufladen kann.
- Holen Sie sich selbst Entlastung. Helfen Sie mit, einen Babysitter, eine Haushaltshilfe, einen guten Arzt oder Therapeuten, eine Klinik zu finden – je nach Schwere der Beeinträchtigung. Legen Sie Wert darauf, dass bei einem Klinikaufenthalt das Baby mit aufgenommen werden kann.
- Vielleicht sind Sie der Meinung: »Das kriegen wir ohne fremde Hilfe hin!« Das kann auch klappen. Wenn aber trotz fürsorglicher Betreuung sich der Zustand etwa innerhalb eines

Monats nicht bessert oder sogar immer schlechter wird, müssen Sie Hilfe von außen in Anspruch nehmen.

- Wenn sie etwas äußert wie »Ich bin doch nur noch eine Belastung für euch alle; es wäre besser, ich wäre gar nicht da!«, sollten alle Warnlampen bei Ihnen aufleuchten. Selbstmord ist bei schwereren Verläufen einer Depression eine reale Gefahr! Befragen Sie sie eindringlich, wie ernsthaft diese Ideen sind. Es ist keineswegs so, wie manchmal angenommen wird, dass derjenige, der über Selbstmord spricht, ihn nicht ausführt. Wenn Sie Angst um ihr Wohlergehen haben, bringen Sie sie unmittelbar in eine Klinik.

Solche schweren Verläufe sind, Gott sei Dank, bei Depressionen nach der Geburt eher selten. Die Prognosen sind sehr gut. Und was die allgemeinen Anpassungsschwierigkeiten an das Leben mit einem Baby betrifft – da arbeitet die Zeit und die mit ihr zunehmende Erfahrung für Sie. Die Fähigkeiten des Menschen, sich durch Lernen an geänderte Lebensbedingungen anzupassen, sind ausgezeichnet.

Das Wichtigste aus diesem Kapitel:

Die Depression nach der Geburt ist eine Störung mit einer sehr guten Aussicht auf vollkommene Genesung.

Ihr Da-Sein und Ihre Zugewandtheit sind eine sehr große Hilfe.

Springen Sie ein, um den Alltag zu bewältigen, aber achten Sie auf Ihre eigenen Belastungsgrenzen.

Übernehmen Sie sich nicht: Spätestens wenn trotz Ihrer fürsorglichen Begleitung innerhalb eines Monats keine Besserung eintritt oder wenn Selbstmordgedanken geäußert werden, müssen Sie professionelle Hilfe aufsuchen.

Es ist ja schon mehrfach zur Sprache gekommen: Die Aussichten, sich von der Verstimmung nach der Geburt wieder ganz zu erholen, sind ausgezeichnet. Die grundlegende Voraussetzung dafür ist aber, dass Sie sich ehrlich eingestehen, dass Sie in eine Krise geraten sind. »Augen zu und durch«, »die Zähne zusammenbeißen«, »sich am Riemen reißen« und Ähnliches sind keine hilfreichen Ratschläge. Wenn Sie an einem rein organischen Leiden, wie etwa einer Lungenentzündung, erkrankt wären, würden Sie sich auch in Behandlung begeben. Sie würden das Leiden auch nicht als Ihr persönliches Versagen ansehen. Wie gesagt, sich für alles Negative die Schuld zu geben, ist auch eine Form der Selbstüberschätzung.

Betrachten Sie diese Krise auch als eine Chance: die Chance, manches Ungesunde und Überfordernde in Ihrem Leben zurechtzurücken. Denken Sie an die Weisheit der Bibel: »Liebe deinen Nächsten *wie dich selbst*!« Jesus hat damit von uns nichts Unmögliches verlangt, sondern erkannt, dass wir nur dann, wenn wir uns selbst akzeptieren und wertschätzen und auch die eigenen Bedürfnisse erfüllen, zu wirklicher Liebe zu anderen fähig sind. Sie haben eine Schwangerschaft durchlebt (vielleicht auch durchgestanden). Sie haben einen kleinen Menschen geboren, eine großartige Leistung! Sie haben in sich so viel Kraft, positive Eigenschaften und Entfaltungsmöglichkeiten. Und die Entwicklung Ihres Kindes zu einem eigenständigen Individuum zu begleiten und mitzugestalten, ist eine der spannendsten und bereicherndsten Aufgaben im Leben überhaupt.

Vielleicht sagt mancher aus Ihrem Umfeld: »Postpartale Depression – so etwas hat es früher doch nicht gegeben!« Aber das ist ein Irrtum: Die ersten ärztlichen Berichte über diese Störung stammen aus dem Altertum. Und sie ist nicht nur eine Krankheit der zivilisierten Gesellschaften, sondern kommt auch bei Naturvölkern vor. Auf der anderen Seite ist klar, dass manche Bedingungen in unserer Gesellschaft ihr Auftreten verstärken: die Illusionen, der schöne Schein, der Perfektionismus einerseits und die stärkere Vereinzelung der jungen Familien andererseits. Lassen Sie sich helfen – zu Ihrem eigenen Besten und dem Ihrer Familie!

Am Freitag, dem 8. Januar 2010, stand gegen 10.14 Uhr in einem niederbayrischen Dorf eine 33-jährige Frau mit ihrem drei Monate alten Sohn im Arm auf den Eisenbahngleisen. Der ICE von Wien nach Frankfurt überrollte beide, sie waren sofort tot. In ihrem Abschiedsbrief, der im Auto lag, bat die junge Mutter ihre Angehörigen um Verzeihung, sie habe das Dasein nicht mehr aushalten können und befürchtete, man würde ihr bei Bekanntwerden ihrer Depression das Baby wegnehmen. Dies war ein tragischer Irrtum: Kein Jugendamt entzieht einer depressiven Mutter, die sich in Behandlung begibt, das Sorgerecht, da ja die Heilungschancen bei postpartaler Depression so gut sind!

Wir alle, die ganze Gesellschaft, müssen immer wieder daran arbeiten, dass die Depression als eine seelische Krankheit anerkannt wird, dass Depressive nicht als »Weicheier und Drückeberger« herabgesetzt werden. Damit werden ihre Chancen geschmälert, sich helfen zu lassen. Wie stark diese Klischees noch wirken, sieht man auch daran, wie wenige Personen, die in der Öffentlichkeit stehen, sich zu ihrer Depression bekennen. Eine Ausnahme ist z. B. die amerikanische Schauspielerin Brooke Shields, die ihre postpartale Depression in dem Buch »Ich würde dich so gerne lieben« eindrucksvoll geschildert hat.

Was passiert, wenn eine postpartale Depression übergangen und nicht behandelt wird? Sie wird sich möglicherweise irgendwann von selbst bessern. Aber ich habe einige ältere Frauen vor meinem inneren Auge, deren Stimmung gewissermaßen von einem Grauschleier überzogen ist: chronisch unzufrieden, nörgelig oder klagend, immer pessimistisch und auf der Suche nach dem »Haar in der Suppe«, eine Belastung für sich selbst und ihre Angehörigen. Lassen Sie es nicht soweit kommen!

Oder die Krankheit mündet in einen chronischen Verlauf, was bedeutet, dass im Laufe des Lebens immer wieder Schübe von Depression auftreten können. Wenn das auch nie ganz ausgeschlossen werden kann, so sind Ihre Heilungschancen doch desto größer, je eher Sie sich zu einer Behandlung entschließen können.

Bei einer milderen Ausprägung können Sie sich, wie gesagt, auch selbst und mit Hilfe von Menschen, die Sie liebhaben, aus Ihrem Tief befreien. »Wer den Rücken der Sonne zuwendet, sieht nur noch seinen eigenen Schatten«, schrieb der Dichter und Philosoph Khalil Gibran. Sich mit einem Ruck umdrehen, und der Spuk ist vorbei – das werden Sie nicht schaffen. Aber jeden Tag geduldig und mit Unterstützung von anderen daran arbeiten, wieder die Sonnenseiten Ihres Lebens wahrzunehmen, das wäre ein Ziel. Ich wünsche Ihnen, dass es gelingt und Sie eines Tages, wie Christina, feststellen können, dass das Glück doch noch zu Ihnen gekommen ist.

Christinas Geschichte finde ich deshalb so lehrreich, weil eine Menge verschiedener Facetten darin aufscheinen, die wir auf dem Weg hierher behandelt haben. Ihre Geschichte soll dieses Buch beschließen.

Christina hatte »Glück im Unglück«, ihr Mann und viele Angehörige und Freunde standen ihr zur Seite. Man kann in ihrem

Bericht auch spüren, wie stark diese durch Christinas Depression belastet wurden. Eine solche Krise ist immer auch eine Krise der ganzen Familie. Im Anhang nenne ich Ihnen einige hilfreiche Bücher und Websites, bei denen Angehörige Rat und Unterstützung finden können. Für Kinder gibt es auch Bücher, die ihnen erklären können, warum sich ihre Mama so verändert hat.

Wenn Sie durch diese Erfahrung lernen, manches Ungesunde und Überfordernde in Ihrem Leben abzubauen, verändern sich natürlich auch die Beziehungen zu den Menschen, die Ihnen nahestehen. Von daher kann es sehr sinnvoll sein, auch als Paar oder mit anderen Familienangehörigen Beratung zu suchen. In Ehe-, Familien- und Lebensberatungsstellen können Sie Berater oder Therapeuten finden, die nicht nur Sie selbst, sondern das ganze »System Familie« in den Blick nehmen.

»Das Glück lässt auf sich warten – aber hinter der übernächsten Biegung des Tunnels ist es da!«

Christina lebt mit ihrem Mann und ihrer fast einjährigen Tochter Larissa in einem gemütlichen Haus mitten in herrlicher Natur – in einem deutschen Mittelgebirge, wo andere Menschen Urlaub machen. Aber als ich die holprige Zufahrtsstraße hinauffahre, die von Gebäuden gesäumt wird, die teilweise wohl auch Wochenend- oder Ferienhäuser sind, denke ich, dass das für eine junge Mutter mit kleinem Kind doch recht abgelegen und einsam ist. Und an einem solch regnerischen, windigen Herbsttag kommt sofort der Gedanke auf: Wie ist es wohl im Winter hier oben?

BEISPIEL Christina erzählt, wie es zu ihrer Depression kam: »Meine Schwangerschaft war von Anfang an seelisch schwierig.

Ich hatte sehr viel Angst, weil ich vorher in der neunten Woche eine Fehlgeburt erlitten hatte. Klar, jeder sagt, in den ersten drei Monaten kann das passieren, die Natur hat es so gewollt – aber es ging mir trotzdem sehr nach, und ich war lange traurig. Als ich dann nach drei Monaten wieder schwanger wurde, war immer der Gedanke da: Und wenn es wieder nicht klappt? Ich habe eine seltene Blutgerinnungsstörung. Die Frauenärzte meinten, möglicherweise sei das auch die Ursache für die Fehlgeburt gewesen, weil die Versorgung durch die Plazenta behindert war. Ich sollte vorsorglich ein Medikament zur Blutverdünnung nehmen. So jagte ich mir jeden Tag selbst eine kleine Thrombosespritze in den Bauch.

In der 27. Schwangerschaftswoche bekam ich vorzeitige Wehen. Ich wurde in die Uni-Frauenklinik eingeliefert und musste wochenlang liegen. Zur Wehenhemmung bekam ich Infusionen, dazu Antibiotika, weil die Ärzte eine Blaseninfektion feststellten. Auch der Gebärmutterhals war verkürzt, sodass ich mich möglichst wenig bewegen sollte. In einem ›Krankenhaus der Maximalversorgung‹ zu liegen, ist nicht dazu angetan, dich seelisch aufzubauen. Durch die erzwungene Untätigkeit hast du unendlich viel Zeit, zu grübeln und dir Sorgen zu machen, und die Kontakte mit den Ärzten verunsichern oft noch mehr (›Sie haben ja fast alle Krankheiten mitgenommen, Frau G.‹). Da ist wieder eine Stelle im CTG, die ihnen nicht gefällt, oder das Kind zeigt irgendwelche Normabweichungen im Ultraschall … als Frau verlierst du das Vertrauen in die eigene Fähigkeit, dieses Baby auszutragen und zur Welt zu bringen. Hinzu kamen Schmerzen durch beiderseitig rückgestaute Nieren. Auch am Essen hatte ich wenig Freude, weil ich wegen einer Schwangerschaftsdiabetes auf Diät gesetzt wurde. So hangelte ich mich von Woche zu Woche.

In der 35. Schwangerschaftswoche, am 17. Oktober, ließ sich die Geburt nicht mehr aufhalten, und das Baby war auch groß und kräftig genug, um zur Welt zu kommen. Es war wider Erwarten eine Bilderbuchgeburt, und Larissa ging es prima. Aber als mir die Hebamme mein Kind auf die Brust legte, fühlte ich mich nur leer und konnte gar nichts empfinden. Ich glaube, dass ich auch durch das lange Liegen vorher körperlich total erschöpft war, saft- und kraftlos. In den Büchern steht doch immer, das sei der glücklichste Moment ... ich fühlte mich schuldig, weil ich so weit von diesem Wunschbild entfernt war. Und ich hatte Angst vor allem: vor den Veränderungen, vor der Verantwortung, vor dem Zusammensein mit diesem Kind. So kannte ich mich überhaupt nicht, ich bin normalerweise aktiv und zupackend. Larissa konnte, weil sie doch etwas zu früh zur Welt gekommen war, nicht die komplette Nahrung an der Brust zu sich nehmen, und so pumpte ich nach dem Stillen Milch ab, die ihr dann übers Fläschchen zugefüttert wurde. Wir waren mittlerweile zu Hause.

Mein Mann konnte sich leider nur vierzehn Tage freinehmen, da er Geschäftsführer seiner Firma ist. Aber eine gute Freundin erklärte sich bereit, morgens ein paar Stunden zu kommen, um mir zur Seite zu stehen und das Wesentliche im Haushalt zu erledigen. Körperlich ging es mir sehr schlecht durch den langen Klinikaufenthalt und einen hartnäckigen Durchfall mit bis zu zwanzig Stühlen am Tag, der fast sechs Wochen anhielt, bis endlich eine korrekte Diagnose gestellt wurde. Die Antibiotika in der Klinik hatten meine gesunde Darmflora völlig zerstört. Ich musste abstillen, es ging wirklich nicht mehr; ich hatte zehn Kilo abgenommen und war dabei auszutrocknen. Leider erlitt ich noch eine Brustentzündung dabei. Das Abstillmedikament hatte, wie ich heute weiß, noch zusätzlich einen stimmungsverschlechternden Effekt.

Die körperlichen Beschwerden verschleierten für meine Mitmenschen, dass auch meine seelische Verfassung immer schlechter wurde. Ich hatte keinen Antrieb, fühlte mich meinen Aufgaben in keiner Weise gewachsen. Ich erwog ernsthaft den Gedanken, Larissa in Pflege zu geben – das Baby, das ich so ersehnt hatte. Gleichzeitig machte ich mir natürlich Vorwürfe, eine so schlechte Mutter zu sein. Auch dafür, dass mein Mann sehr unter meiner Verfassung litt und sich große Sorgen machte, gab ich mir die Schuld. Ich war auf der ganzen Linie eine Versagerin. Die Zukunft stand wie ein unbezwingbarer Berg vor mir. Ich grübelte über alle möglichen Schwierigkeiten nach, die sich noch ergeben konnten: Krankheiten der Kleinen, Schulprobleme ... Nachts lag ich lange wach und quälte mich mit all diesen Gedanken, konnte keinen Schlaf finden, obwohl ich völlig zerschlagen war. Weinen konnte ich auch nicht mehr, ich war innerlich wie abgestorben. Ich spürte weder Freude noch Trauer, weder Wut noch sonst eine Emotion.

Wenn mich nicht viele Menschen unterstützt hätten, mein Mann, meine Tante, meine Schwiegermutter, meine Geschwister, Freundinnen, wäre gar nichts mehr gegangen. Oft hatte ich nachmittags noch den Schlafanzug an und konnte mich nicht einmal aufraffen, zu duschen und mich anzuziehen.

Meine Depression äußerte sich auch in körperlichen Beschwerden. Die Unruhe und Angespanntheit zeigte sich im Bauch. Es war nicht der Durchfall; der wurde durch das Medikament nach und nach besser. Es war ein Flattern oder Kribbeln, ähnlich wie vor einer Prüfung, dazu Appetitlosigkeit. Der Magen war wie zugeschnürt. Die Menschen, die mir in dieser Zeit beistanden, brachten mich mit viel gutem Zureden dazu, etwa eine halbe Scheibe Brot zu essen, mehr ging nicht. Ich empfand eine Angst oder Panik, ohne genau sagen zu können wovor. Auch war ich zum Schluss so unkonzentriert und zerstreut, dass ich noch nicht mal einem Smalltalk folgen konnte.

Das Wort Depression fiel dann von zwei Seiten. Meine Mutter äußerte die Vermutung, es könnte so etwas sein. Auch ein Freund aus der Band, in der ich singe, fragte mich ein bisschen aus und sagte dann: ›Christina, mach dir nichts vor, du hast eine Depression.‹ Er hatte selbst Erfahrung damit. Ansonsten scheinen die meisten Menschen ja zu glauben, das sei alles Anstellerei, man müsse sich nur ein bisschen zusammennehmen, dann klappte das schon wieder (›Du hast doch alles, einen netten Mann, ein Haus mit Pool und großem Garten …‹). Das habe ich ja früher selbst gedacht. Jetzt weiß ich, dass Depression eine richtige Krankheit ist, genau so wie eine Blinddarmentzündung. Aber dann den Schritt zu gehen, zu sagen, ich bin krank und brauche Hilfe, das kostet schon Überwindung.

Als ich anfing, über Selbstmord nachzudenken, war es soweit. Ich telefonierte mit einer netten Frau an der Hotline der Website ›Schatten und Licht‹ (ein Verein von Müttern mit/nach postpartaler Depression). Sie nahm mir das Versprechen ab, mir helfen zu lassen. Ich ging in meine Frauenarztpraxis und schilderte dem Arzt dort – leider war es nur ein Vertreter – meine Beschwerden. Er meinte nur, wenn ich Selbstmordgedanken hätte, müsse ich zu einem Psychiater gehen. Ich könne mir ja einen aus den Gelben Seiten heraussuchen. – Später habe ich mich bei meinem Frauenarzt über diesen Vertreter beschwert. Es war ihm schon unangenehm, und er entschuldigte sich für seinen Kollegen, meinte aber auch, postpartale Depressionen seien soo selten – das glaube ich mittlerweile nicht mehr!

Ich fand einen niedergelassenen Psychiater, der mir ein antidepressives Medikament verordnete. Aber bis das wirklich anfängt zu wirken, vergehen einige Wochen. Ich hatte auch das starke Empfinden, dass ich mehr Hilfe brauchte als nur Tabletten. Eigentlich wäre es ja die Aufgabe der Ärzte gewesen, für mich einen Klinikplatz zu organisieren. Stattdessen machte das mein Mann, telefonierte herum und fand nach vielem Hin und Her die psychiatrische Klinik in W., die Plätze für Frauen mit ihren Babys hat. Dass Larissa bei mir bleiben konnte, war mir wichtig. Denn mir war klar, dass es darum gehen musste, meine neue Rolle als Mutter anzunehmen.

Auf sein Drängen hin willigte man ein, uns vor Weihnachten aufzunehmen, am 18. Dezember. Nach drei harten Tagen vor Ort war ich dann endlich ›angekommen in einem sicheren Hafen‹. Ich war auch positiv überrascht von meiner Station; das hatte nichts von ›vergitterter Klapse‹, wie ich es mir ausgemalt hatte. Das Personal war sehr freundlich, und es gab vielfältige Therapieangebote: Ergotherapie, Tanztherapie, Musiktherapie, Gruppengespräche und Einzelsitzungen mit dem Psychiater, der für mich zuständig war. Allerdings muss ich sagen, dass mich diese Einzelgespräche oft noch mehr runterzogen. Immer in meiner Kindheit und Jugend herumzuwühlen, half mir kaum, meine akuten Schwierigkeiten zu bewältigen. Ich weiß selbst, dass ich da meine Verletzungen davongetragen habe: Meine Eltern ließen sich scheiden, als ich zwölf Jahre alt war.

Wenn ich es recht bedenke, haben mir zwei Dinge in der Klinik am meisten geholfen: der beschützende und fürsorgliche Rahmen, in dem ich wieder Energie gewinnen konnte, auch die

Sicherheit, dass jederzeit jemand zur Verfügung stand, mit dem ich sprechen konnte oder der mir half, Larissa zu versorgen und ganz selbstverständlich mit ihr umzugehen. Und auf der anderen Seite die Gespräche mit Leidensgenossen und -genossinnen, die mir zeigten, dass ich nicht allein war mit der Depression, dass sie kein persönliches Versagen war, sondern eben eine Krankheit, die mich befallen hatte. Im Erfahrungsaustausch berichtete auch jede(r), was ihm/ihr persönlich am besten half.

Ich war insgesamt zehn Wochen dort. In den letzten Wochen bekam ich regelmäßig Wochenendurlaub, um mich wieder an das Leben unter Alltagsbedingungen zu gewöhnen. Als mich mal wieder die Angst packte, allein allem nicht gewachsen zu sein, bekam ich einen Tranquilizer zur Angstdämpfung. Nach 24 Stunden sagte ich zu jemandem vom Personal, dass er immer noch gut wirken würde und bekam zur Antwort, das Medikament sei längst abgebaut, ich käme selbst wieder besser klar. Das hat mich sehr ermutigt.

In den letzten Wochen freundete ich mich auch mit einer Mitpatientin an, einer Leidensgenossin, mit ihrem Baby. Der ging es so schlecht, dass sie meinte, wenn sie jetzt mit dem Kind die Treppe herunterfiele und alles wäre vorbei, wäre das auch nicht schlimm. Ich machte ihr Mut und spornte sie an, nicht aufzugeben. Daran merkte ich, dass es mir selbst schon viel besser ging.

Als ich wieder mit Larissa zu Hause war, ging es nicht nur aufwärts. Es gab zwischendurch immer neue Tiefs. Aber ich hatte in der Klinik auch gelernt, aktiv dagegen anzugehen, die Tiefs zu akzeptieren und nicht zu bewerten. So half zum Beispiel immer ein Spaziergang an der frischen Luft, den Kopf frei von den Grübeleien zu bekommen. Dann wusste ich jetzt auch, dass ich nicht so viel allein sein durfte, dass ich mehr Kontakte brauchte. Larissa und ich gehen zu einer Krabbelgruppe, und ich kenne mittlerweile auch viel mehr Leute in meinem Ort und im Nachbarort, in dem meine Schwiegereltern wohnen. Und vor allem sollte ich alles machen, was mir vor der Depression Spaß gemacht hatte.

So lange ich voll berufstätig war, reichte es mir, abends in unserem Haus anzukommen und alle viere von mir zu strecken. Ja, die Umstellung meiner Lebensumstände war schon radikal. Ich war erfolgreich in meinem Beruf und zog auch mein Selbstbewusstsein aus diesem Erfolg. Die Hausfrauenarbeit habe ich eigentlich verachtet. Das hat sicher auch zu meinen Schwierigkeiten beigetragen.

Ich habe, glaube ich, jetzt einen ganz guten Kompromiss zwischen den verschiedenen Rollen in meinem Leben gefunden. Ich arbeite zwei bis drei volle Tage pro Woche in meiner alten Firma als Personalreferentin. Das macht mir Spaß, und ich bleibe fachlich auf dem Laufenden. In dieser Zeit habe ich eine Tagesmutter für meine Kleine. Die hat selbst einen zweijährigen Sohn, und Larissa fühlt sich sehr wohl dort. Und mein Mann und ich unternehmen wieder etwas gemeinsam als Paar, ohne Kind, wie zum Beispiel ins Kino gehen. Denn eines ist uns klar geworden: Wir sind nicht nur Eltern, sondern auch noch ein Liebespaar.

Ich hoffe, dass Larissa durch meine Krankheit keinen Knacks bekommen hat. Aber sie ist sehr unkompliziert und hat sich, auch als es mir ganz schlecht ging, immer an mich geschmiegt und gern auf meinem Bauch gelegen. Außerdem waren ja auch noch ihr Papa und andere liebevolle Leute für sie da.

Das antidepressive Medikament nehme ich noch in einer geringeren Dosis. Über den Winter will ich es dabei lassen, denn die dunkle Jahreszeit setzt meinem Gemütszustand auch etwas zu. Im Frühjahr will ich dann versuchen, es ganz abzusetzen.

Ich gehe regelmäßig zu einer Psychotherapeutin mit Schwerpunkt in Kognitiver Verhaltenstherapie, und die Gespräche dort tun mir gut. Es geht nicht in erster Linie um die ›alten Geschichten‹, sondern mehr darum, wie ich mich von Verhaltensmustern und Einstellungen befreie, die mir das Leben schwer machen, z. B. von der Idee, dass ich immer für alles verantwortlich bin, alles im Griff haben muss und mich schlecht mache, wenn etwas nicht wie geplant klappt. Oder es geht auch einfach darum, wie ich mir selbst etwas Gutes tun kann und das Gute, das es in meinem Leben gibt, bewusster registriere. In diesem Sommer habe ich oft draußen im Garten gesessen und die schöne Natur, die mich hier umgibt, ganz dankbar wahrgenommen. Deshalb bin ich aber noch lange keine ›Ökotante‹, sondern einfach eine Frau, die ihr zurückgewonnenes Glück genießt.

Ja, das Glück kann auf sich warten lassen, aber wenn es da ist, weiß man es umso mehr zu schätzen.« ■

Kopiervorlage für Ihre persönliche »Positiv-Liste«

- Besonders stolz bin ich in meinem Leben auf ....

....

....

....

....

- Eine besonders schöne Erinnerung ist ....

....

....

....

....

- Meine beste Eigenschaft ist ....

....

....

....

....

- Meine Freunde mögen mich, weil ....

....

....

....

....

- Mein Partner liebt mich, weil ....

....

....

- Ich liebe meinen Partner, weil ……………………………………………………

……………………………………………………………………………………

……………………………………………………………………………………

……………………………………………………………………………………

……………………………………………………………………………………

- Ich liebe mein Baby, weil ……………………………………………………

……………………………………………………………………………………

……………………………………………………………………………………

……………………………………………………………………………………

- Ich habe andere Schwierigkeiten in meinem Leben gemeistert, indem ……………

……………………………………………………………………………………

……………………………………………………………………………………

……………………………………………………………………………………

……………………………………………………………………………………

- Ich habe mich an eine neue Situation in meinem Leben angepasst, indem …………

……………………………………………………………………………………

……………………………………………………………………………………

……………………………………………………………………………………

- Meine größte Stärke ist ……………………………………………………

……………………………………………………………………………………

……………………………………………………………………………………

……………………………………………………………………………………

……………………………………………………………………………………

- Ich werde die neue Situation meistern, weil ……………………………………

……………………………………………………………………………………

……………………………………………………………………………………

TAGESPROTOKOLL vom ....

Zeitraum	Tätigkeit	bitte ankreuzen	weitere Gefühle
		☺ 🙂 😐 😟 ☹	
		☺ 🙂 😐 😟 ☹	
		☺ 🙂 😐 😟 ☹	
		☺ 🙂 😐 😟 ☹	
		☺ 🙂 😐 😟 ☹	
		☺ 🙂 😐 😟 ☹	
		☺ 🙂 😐 😟 ☹	
		☺ 🙂 😐 😟 ☹	
		☺ 🙂 😐 😟 ☹	
		☺ 🙂 😐 😟 ☹	
		☺ 🙂 😐 😟 ☹	
		☺ 🙂 😐 😟 ☹	
		☺ 🙂 😐 😟 ☹	
		☺ 🙂 😐 😟 ☹	

TAGESPROTOKOLL vom 23.10.2009

Zeitraum	Tätigkeit	bitte ankreuzen	weitere Gefühle
0.00 – 2.10	Schlafen	☺ ☺ X ☹ ☹	
2.10 – 2.45	Alina gestillt und gewickelt	☺ X 😐 ☹ ☹	
2.45 – 03.20	Alina ist unruhig, ich muss sie herumtragen	☺ ☺ 😐 X ☹	Gereizt
3.20 – 3.25	Markus übernimmt A., ich gehe ins Wohnzimmer zum Schlafen	☺ X 😐 ☹ ☹	Erleichtert
3.35 – 5.10	Schlafen	☺ ☺ X ☹ ☹	
5.10 – 6.05	A. ist wieder wach, M. will noch was schlafen, also bin ich wieder dran	☺ ☺ 😐 ☹ X	Genervt
6.05 – 6.30	A. gestillt und gewickelt	☺ ☺ X ☹ ☹	
6.30 – 7.45	A. zu mir ins Bett geholt, wir schlafen beide	☺ X 😐 ☹ ☹	
7.45 – 8.45	Aufstehen, Fertigmachen, Frühstück, Zeitung	☺ ☺ X ☹ ☹	
8.45 – 9.30	A. ist wieder wach, ich habe sie im Tragesitz und räume auf	☺ ☺ 😐 X ☹	
9.30 – 10.00	Baden und Wickeln	☺ ☺ X ☹ ☹	
10.00 – 10.25	Stillen	☺ X 😐 ☹ ☹	
10.30 – 11.30	Besorgungen (Supermarkt, Post)	☺ ☺ X ☹ ☹	
11.30 – 11.55	Betten machen, Waschmaschine beladen, A. quengelt	☺ ☺ 😐 X ☹	Unzufrieden

TAGESPROTOKOLL vom 23.10.2009

Zeitraum	Tätigkeit	bitte ankreuzen	weitere Gefühle
12.00 – 12.45	Kochen, Mittagessen, Spülmasch. fertig machen, A. im Tragesitz	😊 🙂 ❌😐 🙁 ☹	
12.50 – 13.55	A. schläft endlich, ich lege mich auch hin und schlafe eine 3/4-Stunde	😊 ❌🙂 😐 🙁 ☹	
13.55 – 14.35	A. wird wieder wach, Stillen und Wickeln	😊 🙂 ❌😐 🙁 ☹	
14.35 – 15.40	Spaziergang, A. schläft im Wagen, ich treffe R. + K. und spreche mit ihnen	😊 ❌🙂 😐 🙁 ☹	
15.40 – 16.00	A. liegt noch im Wagen, ich erledige Schreibkram, Rechnungen ...	😊 🙂 ❌😐 🙁 ☹	
16.00 – 17.00	A. ist wieder wach, will herumgetragen werden	😊 🙂 😐 ❌🙁 ☹	
17.00 – 17.25	M. kommt heim, ich gebe ihm A. und mache die Rechnungen fertig	😊 🙂 ❌😐 🙁 ☹	
17.25 – 18.15	A. schreit laut, ich stille sie, M. wickelt, ich richte das Abendessen	😊 🙂 ❌😐 🙁 ☹	
18.15 – 18.55	Wir versuchen zu essen, A. schreit weiter, wir tragen sie abwechselnd	😊 🙂 😐 ❌🙁 ☹	Genervt, müde
19.00 – 19.55	Wir legen sie ins Bettchen, scheint müde zu sein, muss wieder auf den Arm	😊 🙂 😐 ❌🙁 ☹	Genervt, müde
19.55 – 21.05	Sie schläft endlich, wir sehen fern	😊 🙂 😐 ❌🙁 ☹	Genervt, müde
21.05 – 21.40	A. ist wieder wach, Stillen und Wickeln	😊 🙂 ❌😐 🙁 ☹	
21.40 – 22.00	M. trägt sie herum, legt sie ins Bettchen, sie schläft ein	😊 🙂 ❌😐 🙁 ☹	Erleichtert
22.00 – 24.00	Wir gehen auch ins Bett, schlafen	😊 🙂 ❌😐 🙁 ☹	

CHAMBERLAIN, S. (1998): Adolf Hitler, die deutsche Mutter und ihr erstes Kind: über zwei NS-Erziehungsbücher. Gießen: Psychosozial-Verlag.

COX, J. L.; HOLDEN, J. M.; SAGOVSKI, R. (1987): Detection of postnatal depression: Development of the 10-item Edinburgh Postnatal Depression Scale. British Journal of Psychiatry 150, 782–786 (eigene Übersetzung ins Deutsche).

DALTON, K.; HOLTON, W. M.; ERCKENBRECHT, I. (2003): Wochenbettdepression: Erkennen – Behandeln – Vorbeugen. Bern: Huber.

DUNNEWOLD, A.; SANFORD, D. C. (1996): »Ich würde mich so gerne freuen!« Verstimmungen und Depressionen nach der Geburt. Stuttgart: TRIAS.

GEISEL, E. (1997): Tränen nach der Geburt. Wie depressive Stimmungen bewältigt werden können. München: Kösel.

GREVE, N.; DIEKMANN, B.; OSTERFELD, M. (2004): Psychopharmaka: Informationen für Schwangere und stillende Mütter. Psychosoziale Umschau, H. 2, 27–30.

DE JONG, T. M.; KEMMLER, G. (2003): Kaiserschnitt – Wie Narben an Seele und Bauch heilen können. München: Kösel.

HORNSTEIN, C. (2008): Warum Mütter leiden. Eine interaktionszentrierte Mutter-Kind-Therapie. In: MATTEJAT, F.; LISOFSKY, B. (Hg.): Nicht von schlechten Eltern. Kinder psychisch Kranker. Bonn: Balance.

JONES, S. (1999): Schlafende Babys – Ruhige Nächte. Ravensburg: Otto Maier.

ROHDE, A. (2004): Rund um die Geburt eines Kindes: Depressionen, Ängste und andere psychische Probleme: Ein Ratgeber für Betroffene, Angehörige und ihr soziales Umfeld. Stuttgart: Kohlhammer.

Die folgenden Bücher sind alle gut verständlich, lebensnah und ohne »Fachchinesisch«:

BAER, L. (2008): Der Kobold im Kopf. Die Zähmung der Zwangsgedanken. Bern: Huber.

BÄUML, J. (2008): Psychosen aus dem schizophrenen Formenkreis: Ein Ratgeber für Patienten und Angehörige. Berlin: Springer.

BISCHKOPF, J. (2009): So nah und doch so fern. Mit depressiv erkrankten Menschen leben. Bonn: Balance.

BRANDT, U.; FRÖHLICH, H.W. (2009): Mehr Geld für Eltern. Berlin: Stiftung Warentest. (Aktueller Ratgeber, vor allem für das Kleinkindalter sehr ausführlich. Auch Hilfen für Alleinerziehende).

GMÜR, P. (2000): MutterSeelenAllein. Erschöpfung und Depression nach der Geburt. Zürich: Orell Füssli. (Sammlung von Erfahrungsberichten von Betroffenen und Expertenbefragung – einfühlsam und warmherzig).

GRAF, J. (2006): Familienteam – das Miteinander stärken: Das Geheimnis glücklichen Zusammenlebens. Freiburg: Herder.

GREVE, N.; OSTERFELD, M.; DIEKMANN, B. (2007): Umgang mit Psychopharmaka: Ein Patienten-Ratgeber. Bonn: Balance.

FRICKE, S.; HAND, I. (2008): Zwangsstörungen verstehen und bewältigen. Hilfe zur Selbsthilfe. Bonn: Balance.

HAUTZINGER, M. (2006): Ratgeber Depression. Informationen für Betroffene und Angehörige. Göttingen: Hogrefe.

JELLOUSCHEK, H. (2009): Wie Partnerschaft gelingt – Spielregeln der Liebe. Freiburg: Herder.

JOHNSTONE, A.; JOHNSTONE, M. (2009): Mit dem schwarzen Hund leben: Wie Angehörige und Freunde depressiven Menschen helfen können, ohne sich dabei selbst zu verlieren. München: Kunstmann.

JOHNSTONE, M. (2008): Mein schwarzer Hund. Wie ich meine Depression an die Leine legte. München: Kunstmann. (Diese beiden schmalen Bilderbücher zeigen »mehr als tausend Worte« die Innenwelt des Depressionskranken und geben ermutigende Hilfen. Auch für ältere Kinder geeignet).

v. Mosch, E. (2008): Mamas Monster. Bonn: Balance. (Ein einfühlsames Bilderbuch, das Kindergartenkindern die Depressionen erklärt).

Piontek, R. (2009): Mut zur Veränderung. Methoden und Möglichkeiten der Psychotherapie. Bonn: Balance.

Rankl, C. (2009): So beruhige ich mein Baby: Tipps aus der Schreiambulanz. Düsseldorf: Walter.

Shields, B. (2006): Ich würde dich so gerne lieben. Über die große Traurigkeit nach der Geburt. Hamburg: Marion von Schröder Verlag. (Ein »Promi«-Erfahrungsbericht, aber sehr ehrlich, schmerzhaft, entlastend für Betroffene).

Tillmetz, E.; Themessl, P. (2004): Eltern werden – Partner bleiben. Ein Überlebenshandbuch für Paare mit Nachwuchs. München: Kösel.

Wilms, B.; Wilms, H.-U. (2008): Meine Angst – eine Krankheit? Bonn: Balance.

Empfehlenswerte Adressen im Internet

http://www.schatten-und-licht.de ▸ Website des gleichnamigen Vereins; umfassende Informationen zur postpartalen Depression und anderen psychischen Erkrankungen.

http://www.marce-gesellschaft.de ▸ Website der Marcé-Gesellschaft für Peripartale Psychische Erkrankungen, ein Zusammenschluss der Berufsgruppen, die im Feld von »Versorgung und Forschung von schwangerschaftsassoziierten psychischen Erkrankungen von Frauen« arbeiten.

http://www.kompetenznetz-depression.de ▸ Eine gut gestaltete Website, die umfassend informiert.

http://www.buendnis-depression.de/depression-nach-der-geburt.php ▸ Hier gibt es noch mehr Informationen zur postpartalen Depression.

http://www.gesundheitsinformation.de/fortpflanzung-und-geburt.196.67.de.html ▸ Von dieser Seite aus können Sie zu vielen interessanten Seiten rund um Schwangerschaft und Geburt gelangen, auch zum Merkblatt »Depression nach der Geburt«.

http://www.trostreich.de ▸ Hilfreiche Seite mit umfassenden Informationen zu Schreibabys.

http://www.schreipage.de ▸ Von der Mutter eines Schreibabys gestaltet.

http://www.rund-ums-baby.de/familienvorsorge/hilfen_fuer_allein_erziehende.htm ▸ Guter Ausgangspunkt für weitere Recherchen.

http://www.familienratgeber.de ▸ Umfangreiche Website mit vielen Hinweisen und Hilfen.

http://www.bapk.de ▸ Website des Bundesverbandes der Angehörigen psychisch Kranker.

http://www.psychotherapiesuche.de ▸ Website des PID – Psychotherapie-Info-Dienstes des BDP, Berufsverband Deutscher Psychologen e. V. oder Tel. 030-209166330.

http://www.psychiatrie.de/data/pdf/c3/01/00/psu_04_02_27.pdf ▸ Hier finden Sie den oben zitierten Artikel von Greve, Diekmann & Osterfeld über Psychopharmaka in Schwangerschaft und Stillzeit.

http://www.embryotox.de ▸ Website des Berliner Betriebs für Zentrale gesundheitliche Aufgaben; bundesweite Auskunft zur Verträglichkeit von Medikamenten in Schwangerschaft und Stillzeit.

http://www.frauen-und-psychiatrie.de ▸ Hier wird man auf eine Embryotox-Seite weitergeleitet, die speziell Psychopharmaka in Schwangerschaft und Stillzeit behandelt.

http://www.gfg-bv.de ▸ Website der Gesellschaft für Geburtsvorbereitung, Familienbegleitung und Frauengesundheit e. V. mit zahlreichen Angeboten für Kurse in der ersten Familienzeit. Telefonischer Kontakt: 030-45026920, Mo–Fr 9–11 Uhr.

Dank

Ein großer Dank geht an Melanie Weimer, Dipl.-Pädagogin, Geburtsvorbereiterin GfG® und Familienbegleiterin GfG®, die als Kontaktperson und Beraterin der Frankfurter Selbsthilfegruppe »Blues Sisters« und von »Schatten und Licht e. V.« mein Manuskript fachkundig und kritisch gelesen und wertvolle Ergänzungen und Präzisierungen beigesteuert hat.

Stellvertretend für alle Gesprächspartnerinnen, möchte ich Christina Gebhardt besonders danken, die mir mit großer Offenheit Rede und Antwort gestanden hat. Sie hat, als sie von mir den geplanten Titel des Buches erfuhr, spontan seinen Schlusssatz gefunden.